黄帝内经 精华

中医六大名著
养生精华

刘文华◎主编

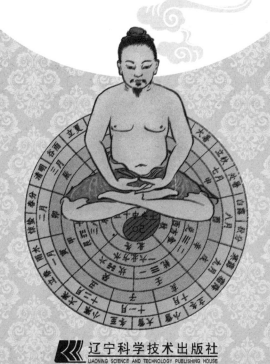

辽宁科学技术出版社
LIAONING SCIENCE AND TECHNOLOGY PUBLISHING HOUSE

图书在版编目（CIP）数据

中医六大名著养生精华 / 刘文华主编. -- 沈阳：
辽宁科学技术出版社, 2020.7
ISBN 978-7-5591-1642-0

Ⅰ.①中… Ⅱ.①刘… Ⅲ.①养生(中医) – 基本知识
Ⅳ.①R212

中国版本图书馆CIP数据核字(2020)第114901号

出版发行：辽宁科学技术出版社
　　　　　（地址：沈阳市和平区十一纬路25号 邮编：110003）
印 刷 者：三河市万龙印装有限公司
经 销 者：各地新华书店
幅面尺寸：170mm×240mm
印　　张：60
字　　数：900千字
出版时间：2020年8月第1版
印刷时间：2020年8月第1次印刷
责任编辑：宋纯智　寿亚荷
封面设计：阳春白雪
责任校对：王春茹

书　　号：ISBN 978-7-5591-1642-0
总 定 价：228.00元（全六册）
编辑电话：024—23284370
邮购热线：024—23284502

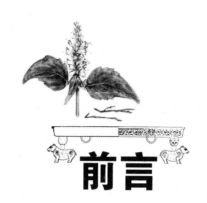

前言

祖国医学博大精深，自肇源迄今，亘绵数千年的中医药理论精华，向来为历代医家奉为珍籍之秘典和临证之法宝。

在中医学界强调回归传统，反思传承的今天，经典著作的学习和运用是促进中医走向未来、更好地为人类健康服务的有效途径。鉴于此，为了正确并重新认识传统医学国粹的重要性和必要性，更好地继承和发扬中医学，我们编著了"中医六大名著养生精华"系列，包括《黄帝内经》《本草纲目》《神农本草经》《伤寒论》《金匮要略》《温病条辨》。本系列丛书以古为今用为目的，以深入浅出为要求，以阐明内涵为根本，对中医药理论精华进行了全面研究、系统阐述、朴素解读。

《黄帝内经》又称《内经》，是我国现存医书中最早的典籍。它的问世，开创了中医学独特的理论体系，为中医学的发展奠定了坚实的基础，有"医学之宗"的美誉。

《黄帝内经》主要讲述了阴阳五行、藏象经络、整体观念、病因病机、诊法治则、预防养生和运气学说等。它分为《素问》和《灵枢》两部分。《素问》重点论述了脏腑、经络、病因、病机、病症、诊法、治疗原则以及针灸等内容。《灵枢》内容与《素问》大体相同，除了论述脏腑功能、病因、病机之外，还重点阐述了经络腧穴、针具、刺法及治疗原则等。

在中医学术发展史上，《黄帝内经》具有不可取代的地位，几千年来，一直是炎黄子孙寻求健康养生祛病之道的宝藏。

本书参考历代权威版本，结合现代人的生活特点，深入挖掘了《黄帝内经》中的养生智慧，介绍了大量具有可操作性的中医养生实用方法，注释准确详尽，译文通俗易懂，并配有精美的图解，深入浅出地诠释了一些重要的中医理论，便于理解记忆。同时还附以大量的人体生理、经络穴位图等，具有极强的实用性，一目了然，能够帮助广大中医爱好者无障碍读懂，切实掌握和灵活运用《黄帝内经》中的养生方法，轻松实现家庭健康、祛病、养生的目标。

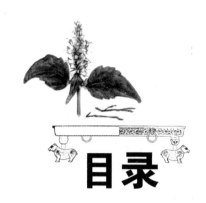

目录

》素问

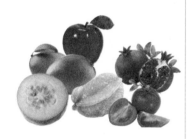

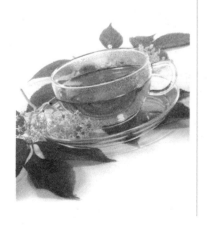

》灵枢

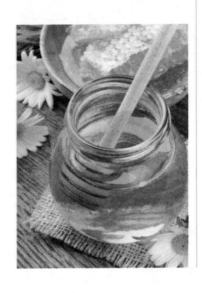

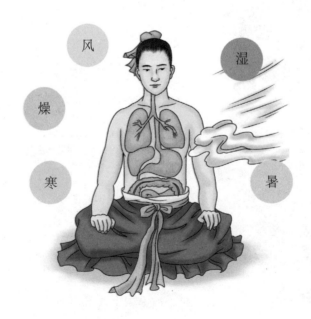

素问

SUWEN

上古天真论篇第一

【原文】

昔在黄帝，生而神灵，弱而能言，幼而徇齐，长而敦敏，成而登天①。乃问于天师曰：余闻上古之人，春秋皆度百岁，而动作不衰；今时之人，年半百而动作皆衰者，时世异耶？人将失之耶？

岐伯对曰：上古之人，其知道者，法于阴阳，和于术数②，食饮有节，起居有常，不妄作劳，故能形与神俱，而尽终其天年，度百岁乃去。今时之人不然也，以酒为浆，以妄为常，醉以入房，以欲竭其精。以耗散其真③，不知持满④，不时御神⑤，务快其心，逆于生乐，起居无节，故半百而衰也。

夫上古圣人之教下也，皆谓之虚邪贼风⑥，避之有时，恬惔⑦虚无，真气从之，精神内守，病安从来？是以志闲而少欲，心安而不惧，形劳而不倦，气从以顺，各从其欲，皆得所愿。故美其食，任其服，乐其俗，高下不相慕，其民故曰朴。是以嗜欲不能劳其目，淫邪不能惑其心，愚智贤不肖，不惧于物，故合于道。所以能年皆度百岁而动作不衰者，以其德全不危也。

帝曰：人年老而无子者，材力尽耶？将天数然也？

岐伯曰：女子七岁，肾气盛⑧，齿更发长；二七，而天癸⑨至，任脉⑩通，太冲脉⑪盛，月事以时下，故有子；三七，肾气平均，故真牙生而长极；四七，筋骨坚，发长极，身体盛壮；五七，阳明脉⑫衰，面始焦，发始堕；六七，三阳脉⑬衰于上，面皆焦，发始白；七七，任脉虚，太冲脉衰少，天癸竭，地道不通⑭，故形坏而无子也。丈夫八岁，肾气实，发长齿更；二八，肾气盛，天癸至，精气溢泻，阴阳和，故能有子；三八，肾气平均，筋骨劲强，故真牙生而长极；四八，筋骨隆盛，肌肉满壮；五八，肾气衰，发堕齿槁；六八，阳气衰竭于上，面焦，发鬓斑白；七八，肝气衰，筋不能动；八八，天癸竭，精少，肾脏衰，形体皆极，则齿发去。肾者主水，受五脏六腑之精而藏之，故五脏盛，乃能泻。今五脏皆衰，筋骨解堕，天癸尽矣，故发鬓白，身体重，行步不正，而无子耳。

黄帝的人物生平

　　黄帝是中国古史传说时期最早的宗祖神，是华夏民族的祖先，相传他的寿命达到了120岁，是人类自然寿命的高峰。他带领中国华夏民族从野蛮走向文明，中华文明在他的统治下得到长足的发展和进步，出现了很多文明和创作，如文字、音乐、历数、宫室、指南车，等等。可能也正是由于这个原因，后人才把《黄帝内经》冠以黄帝之名，以传承中华民族的养生大道。

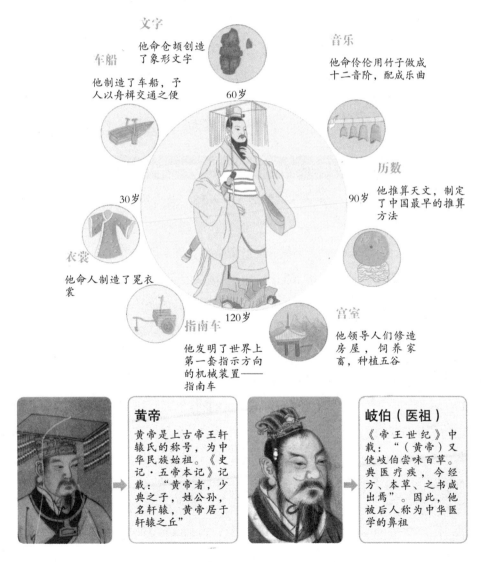

文字
他命仓颉创造了象形文字

车船
他制造了车船，予人以舟楫交通之便

60岁

音乐
他命伶伦用竹子做成十二音阶，配成乐曲

历数
他推算天文，制定了中国最早的推算方法

90岁

30岁

衣裳
他命人制造了冕衣裳

120岁

指南车
他发明了世界上第一套指示方向的机械装置——指南车

宫室
他领导人们修造房屋，饲养家畜，种植五谷

黄帝
黄帝是上古帝王轩辕氏的称号，为中华民族始祖。《史记·五帝本记》记载："黄帝者，少典之子，姓公孙，名轩辕，黄帝居于轩辕之丘"

岐伯（医祖）
《帝王世纪》中载："（黄帝）又使岐伯尝味百草。典医疗疾，今经方、本草、之书咸出焉"。因此，他被后人称为中华医学的鼻祖帝曰：有其年已老而有子者。何也？

岐伯曰：此其天寿过度，气脉常通，而肾气有余也。此虽有子，男不过尽八八，女不过尽七七，而天地之精气皆竭矣。

帝曰：夫道者年皆百数，能有子乎？

岐伯曰：夫道者能却老而全形。身年虽寿，能生子也。

黄帝曰：余闻上古有真人者，提挈天地，把握阴阳，呼吸精气，独立守神，肌肉若一，故能寿敝天地，无有终时，此其道生。中古之时，有至人者，淳德全道，和于阴阳，调于四时，去世离俗，积精全神，游行天地之间，视听八达之外，此盖益其寿命而强者也，亦归于真人。其次有圣人者，处天地之和。从八风⑮之理，适嗜欲于世俗之间。无恚嗔之心，行不欲离于世，被服章，举不欲观于俗，外不劳形于事，内无思想之患，以恬愉为务，以自得为功，形体不敝，精神不散，亦可以百数。其次有贤人者，法则天地，像似日月，辨列星辰，逆从阴阳，分别四时，将从上古合同于道，亦可使益寿而有极时。

【注释】

①登天：登天子之位，就是当了皇帝。②术数：大自然和人体的变化规律的调节法则，也就是调养精气的方法。③真：天真之气，也就是先天的元气。④持满：意思是说保护天真之气，应当像拿着盛满东西的器皿一样小心谨慎。⑤御神：就是动脑筋。⑥虚邪贼风：虚邪是乘虚而入的邪气；贼风是乘虚而伤人的风。⑦恬惔：就是清静的意思。⑧肾气盛：中医以"肾"为先天之本，拿它当作生命的源泉看待。所以肾气盛就是指机体趋向成熟而言。古人认为女子7岁、男子8岁是肾气盛的时候。这是因为女子属阴，阴中必有阳，阳数为七；男子属阳，阳中必有阴，阴数为八。故以七数和八数来说明男女发育的时期。⑨天癸：又称元阴。人在初生的时候，此气尚微，必须发育至一定阶段始能充实。一般男子在二八（16岁），女子在二七（14岁），天癸开始充盛。天癸充盛之后女子始有月经，男子始有精液。⑩任脉：也是奇经八脉之一。起于胞中，循腹上行，主胎胞。⑪太冲脉：系中医经络学说中奇经八脉之一。起于胞中，上行循脊里，为经络之海。⑫阳明脉：阳明经脉之气荣于面部而循行于发部。⑬三阳脉：三阳脉指太阳、阳明、少阳而言。

该三阳脉均行于头部。⑭地道不通：指的是月经闭止。⑮八风：据《灵枢·九宫八风》篇说，八风是：大弱风、谋风、刚风、折风、大刚风、凶风、婴儿风、弱风。简单地可以理解为四面八方的风。

【译解】

从前，有一位叫黄帝的人，生下来就显得与众不同，十分聪明灵慧。他3岁时已经能说会道，10岁时对周围事物有很强的理解力，长大后诚朴又敏达，到成年时当上天子。他向天师岐伯求教道："我听说上古时代的人，年龄都能活到100岁，而且行动还没有衰老现象；现在的人，年龄才到50岁，行动就已经衰老了，这是因为岁月的轮转呢？还是现在人违背了养生规律造成的呢？"

岐伯这样回答他说："上古时代的人，大都比较了解养生的学问，因此能效法于阴阳之道，并采用各种养生方法来保养自己的身体，在饮食上有节制，而且作息有常规，不轻易使身心受到损害，因而能够使形体和精神协调，活到他们应该到的寿数，到100岁以后才去世。现在的人就不同了，很多人纸醉金迷，纵欲无度，不少人沉迷于无聊和荒淫的生活中，尤其是有的人乘着酒兴纵意房事，因过度色欲而耗竭精气，造成真元败散。正是由于不懂得要保持旺盛的精气，经常过分使用自己的精力，贪图一时的快意，背弃了养生的乐趣，生活全无规律，所以才到50岁就衰老了。

上古的圣人经常教导老百姓：对一年四季中的各种病邪，要根据节气的变化而谨慎躲避；同时在思想上要安闲清静，不贪不求，使体内真气和顺，精神内守，这样，疾病又怎么会侵袭你呢？所以那时的人都能心态安闲少欲望，心境安定不忧惧，形体劳动而不疲倦，真气从容而顺调，每个人都感到自己的愿望得到了满足，所以都能以自己所食用的食物为甘美，所穿着的衣服为舒适，所处的环境为安乐，不因地位的尊卑而羡慕嫉妒，这样的人才称得上是朴实。对这些朴实的人来讲，嗜欲又怎能干扰他们的视听，淫乱邪论也不能扰乱他们的心态，无论是愚笨的、聪明的或者是有才能的、能力差的，都能追求内心的安定，而不汲取于外物的获得或丧失，所以能符合养生之道。因此，年龄都超过100岁，但行动不显衰老，是因为他们熟练掌握了养生之道，才是他们避免了身体受到伤害的原因啊。"

黄帝问："人年老了就不能生育，这是因为精力枯竭了呢？还是自然生长发育规律的必要结果呢？"

岐伯说："人的生理要经历这样的过程：女子到7岁，肾气已经充盛，牙齿更换，头发生长；14岁，天癸发育成熟，任脉通畅，太冲脉旺盛，月经按时行动，所以能怀孕生育；21岁，肾气充满，智齿长出，生长发育期结束；28岁，这是身体最强壮的阶段，筋肉骨骼强健坚固，头发长到极点；到了35岁，身体开始衰老，首先是阳明脉衰退，面容开始枯焦，头发也会堕脱；42岁，上部的三阳脉衰退，面容枯焦憔悴，头发开始变白；到了49岁，任脉空虚，太冲脉衰微，天癸枯竭，月经断经，所以形体衰老，不再有生育能力。男子8岁，肾气充实起来，头发开始茂盛，乳齿也更换了；16岁，肾气旺盛，天

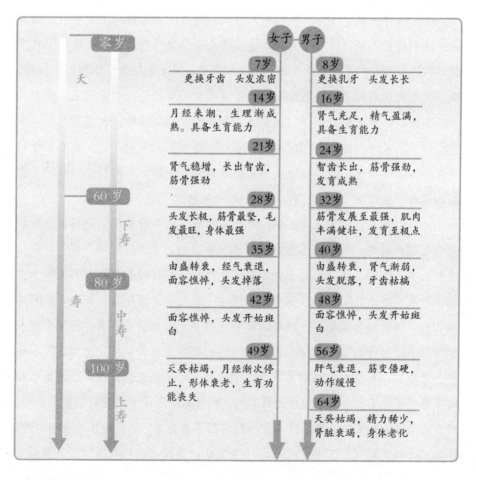

癸产生，精气满溢而能外泻，两性交合，就能生育子女；24岁，肾气充满，筋肉骨骼强劲，真牙生出，牙齿长全，生长发育期结束；32岁，这是身体最强壮的阶段，筋骨粗壮，肌肉丰富；到了40岁，肾气开始衰退，头发脱落，牙齿开始枯槁；48岁，人体上部阳明经衰竭，面容枯焦，发鬓斑白；56岁，肝气衰弱，筋脉活动不便，天癸枯竭，精气少，肾脏衰退，形体衰惫；到了64岁，牙齿和头发脱落。肾是人体中主管水的脏器，能接受五脏六腑的精气而贮藏起来，所以只有五脏旺盛，肾脏才有精气排泄。如果年纪大了，五脏都已衰退，筋骨懈怠无力，天癸也完全枯竭，所以发鬓斑白，身体沉重，步态不稳，不再有生育的能力。"

黄帝又问："有的人年纪已经很大，但仍然还能生育子女，这是什么道理呢？"

岐伯说："这是因为他先天有超常的禀性，气血经脉能保持通畅，而且肾气有余的缘故。不过，这种人虽然能较长时间保持生育能力，但一般男子不会超过64岁，女子不会超过49岁。到这个时候，天地所赋予的精气都已竭尽，也就不再有生育能力了。"

黄帝说："那些掌握了养生之道的，年龄超过100岁，还能不能有生育能力呢？"

岐伯回答说："掌握了养生之道的人能延缓衰老，保持机体的旺盛，年寿虽然已高，仍然有生育能力。"

黄帝说："我听说上古时代有一种叫真人的，他能把握天地自然变化之机，掌握阴阳消长之要，吐故纳新，保养精气，精神内守，超然独立，肌肉形体，永远不变，所以能与天地同寿，永无终结。这是因为契合养生之道，因而能够长生。中古时代有一种叫至人的，他们有醇厚的道德，并懂得一套完整的养生方法，能应和于阴阳的变化，调适于四时气候的递迁，远离世俗的纷扰，聚精会神，悠游于天地之间，视听所及，达于八荒之外。这是一类能增益寿命而自强不息的人，可以归属于真人。其次有称作圣人的，安处于天地间的和气，顺合于八风的变化，让自己的嗜欲喜好同于世俗，也就不会产生恼恨的情绪，行为并不脱离世俗，但举动又不受世俗牵制。在外不使形体过度劳累，在内不让思想有所负担，务求精神安逸愉悦，以悠然自得为己功，形体

养生的四种境界

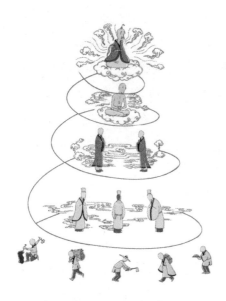

真人
掌握了养生之道，寿命同天地一样长久。只有极少数人能达到这种境界

至人
懂得养生之道，可延长寿命，保持形体不衰。能达到这种境界的人也极少。传说颛顼的玄孙彭祖历经夏、商等朝代，活了800多岁，为至人

圣人
能够顺应自然，不为外界所劳累，没有过多的思虑，寿命可以达到100多岁。只有少数人能真正遵循养生之道，所以达到这种境界的人也不多

贤人
善于养生，可以根据阴阳变化调养身体，可以增益寿命，但却有一定的限度。只要遵循养生之道，许多人都可以达到这种境界

不会衰惫，精神不会耗散，也可以活到100岁。另外有称作贤人的，他以天地为法则，观察日月的运行，分辨星辰的位置，顺从阴阳的消长，根据四时气候的变化来调养身体。大家应该学习过去的人们，寻找并确定自己的养生方法，那样就能够把自己的生命延长到理想的地步了。"

四气调神大论篇第二

【原文】

春三月，此谓发陈①，天地俱生，万物以荣，夜卧早起，广步于庭，被发缓形，以使志生，生而勿杀，予而勿夺，赏而勿罚，此春气之应，养生之道也。逆之则伤肝，夏为寒变，奉长者少。

夏三月，此谓蕃秀②，天地气交，万物华实，夜卧早起，无厌于日，使

志勿怒，使华英成秀，使气得泄，若所爱在外，此夏气之应，养长之道也。逆之则伤心，秋为痎疟③，奉收者少，冬至重病④。

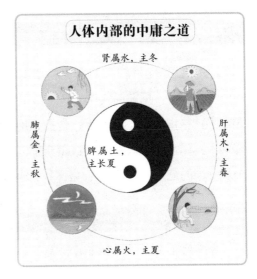

人体内部的中庸之道

肾属水，主冬
肝属木，主春
脾属土，主长夏
肺属金，主秋
心属火，主夏

秋三月，此谓容平⑤，天气以急，地气以明，早卧早起，与鸡俱兴，使志安宁，以缓秋刑，收敛神气，使秋气平，无外其志，使肺气清，此秋气之应，养收之道也。逆之则伤肺，冬为飧泄，奉藏者少。

冬三月，此谓闭藏，水冰地坼⑥，勿扰乎阳，早卧晚起，必待日光。使志若伏若匿，若有私意，若已有得，祛寒就温，无泄皮肤，使气亟夺，此冬气之应，养藏之道也。逆之则伤肾。春为痿厥⑦，奉生者少。

天气，清净光明者也，藏德不止，故不下也。天明则日月不明，邪害空窍。阳气者闭塞，地气者冒明，云雾不精，则上应白露不下，交通不表，万物命故不施，不施则名木⑧多死。恶气不发，风雨不节，白露不下，则菀槁⑨不荣。贼风数至，暴雨数起，天地四时不相保，与道相失，则未央⑩绝灭。唯圣人从之，故身无奇病，万物不失，生气不竭。

逆春气，则少阳不生，肝气内变。逆夏气，则太阳不长，心气内洞。逆秋气，则太阴不收，肺气焦满。逆冬气，则少阴不藏，肾气独沉。

夫四时阴阳者，万物之根本也。所以圣人春夏养阳，秋冬养阴，以从其根，故与万物沉浮于生长之门。逆其根，则伐其本，坏其真矣。

故阴阳四时者，万物之终始也，死生之本也，逆之则灾害生，从之则苛疾不起。是谓得道。道者，圣人行之，愚者佩之⑪。从阴阳则生，逆之则死。从之则治，逆之则乱。反顺为逆，是谓内格⑫。是故圣人不治已病，治未病，不治已乱，治未乱，此之谓也。夫病已成而后药之，乱已成而后治之，譬犹渴而穿井，斗而铸锥，不亦晚乎？

【注释】

①发陈：就是生发陈布的意思。②蕃秀：茂盛秀丽的意思。③痎疟：疟疾的总称。④按：据前后文例，"冬至重病"四字，恐系剩文（《素问》识）。⑤容平：平定的意思。⑥坼：音撤，地裂的意思。⑦痿厥：四肢痿弱无力。⑧名木：作大树解。⑨菀槁：菀音郁。菀槁，是抑郁枯槁的意思。⑩未央：未及一半的意思。⑪佩之：古佩、背通用。⑫内格：内外格拒不能相通。

【译解】

春季的正月、二月和三月，是万物更新、生命萌发的时候。大地回春，一切都显得朝气蓬勃，一片欣欣向荣的景象。此时，人们应该到了夜晚就早点儿睡眠，早些起身，放松头发，大解衣裳，尽量把自己的形体放松和舒展，要常常散步，多在外面呼吸新鲜空气，使精神愉快，胸怀开畅，保持万物的生机。不要杀生和暴戾，多去做些好事情，少敛夺，多奖励，少惩罚，这是适应春季的时令，保养生发之气的方法。如果违逆了春生之气，便会损伤肝脏，使提供给夏长之气的条件不足，到夏季就会发生寒性病变。

夏季的四月、五月和六月这3个月，谓之蕃秀，是鲜花招展绿树成荫的时令。此时，天气下降，地气上腾，天地之气相交，植物开花结实，长势旺盛，人们应该在夜晚睡眠，早早起身，不要厌恶长日，情志应保持愉快，切勿发怒，要使精神之英华适应夏气以成其秀美，使气机宣畅，通泄自如，精神外向，对外界事物有浓厚的兴趣。这是适应夏天的气候，保护长养之气的方法。如果违逆了夏长之气就会损伤心脏，使提供给秋收之气的条件不足，到秋天容易发生疟疾，冬天再次发生疾病。

秋季的七月、八月和九月这3个月，谓之容平，自然界景象因万物成熟而平定收敛。此时，天高风急，地气清肃，人应早睡早起，和鸡的活动时间相仿，以保持神志的安宁，减缓秋季肃杀之气对人体的影响；收敛神气，以适应秋季容平的特征，不使神思外驰，以保持肺气的清肃功能，这就是适应秋令的特点而保养人体收敛之气的方法。若违逆了秋收之气，就会伤及肺脏，使提供给同藏之气的条件不足，冬天就要发生飧泄病。

冬天的十月、十一月和十二月这3个月，谓之闭藏，是生机潜伏、万物蛰藏的时令。当此时节，冰天雪地寒风刺骨，人应该早睡晚起，待到日光照耀时起床才好，不要轻易地扰动阳气，妄事操劳，要使神志深藏于内，安静自若，这就像一个人把一种秘密悄悄地深藏不露一般，又像得到了一件少有的宝贝，要把它密藏起来一样；要躲避寒冷，求取温暖，不要使皮肤开泄而令阳气不断地损失，这是适应冬季的气候而保养人体闭藏机能的方法。违逆了冬令的闭藏之气，

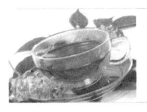

◎春季：春季属阳，天气干燥，应常吞口中津液，并保证水分的足量摄入

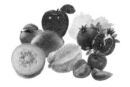

◎夏季：夏季炎热出汗多，应适当多吃酸味食物，如番茄、柠檬、草莓、葡萄等，以生津解渴、敛汗止泻祛湿，预防流汗过多而耗气伤阴

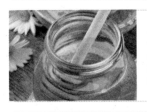

◎秋季：秋季处于"阳消阴长"的过渡阶段，气候干燥，易耗损津液，此时宜吃核桃、莲子、牛奶、蜂蜜等清热生津、养阴润肺的食物

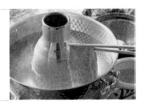

◎冬季：冬季天气寒冷，属阴，应以固护阴精为本，宜少泄津液。故冬"去寒就温"，预防寒凉。但不可暴暖，以免损耗津液伤身

就要损伤肾脏，使提供给春生之气的条件不足，春天就会发生痿厥之疾。

天气，是清净光明的，蕴藏其德，运行不止，由于天不暴露自己的光明德泽，所以永远保持它内涵的力量而不会下泄。如果天气阴霾晦暗，就会出现日月昏暗，阴霾邪气侵害山川，阳气闭塞不通，大地昏蒙不明，云雾弥漫，日色无光，相应的雨露不能下降。天地之气不交，万物的生命就不能绵延。生命不能绵延，自然界高大的树木也会死亡。恶劣的气候发作，风雨无时，雨露当降而不降，草木不得滋润，生机郁塞，茂盛的禾苗也会枯槁不荣。贼风频频而至，暴雨不时而作，天地四时的变化失去了秩序，违背了正常的规律，致使万物的生命未及一半就夭折了。只有圣人能适应自然变化，注重养生之道，所以身无大病，因不背离自然万物的发展规律，而生机不会竭绝。

假如违背了春天的生气的话，少阳就会生发，以致肝气内郁而发生病变。违逆了夏长之气，太阳就不能盛长，以致心气内虚。违逆了秋收之气，太阴

就不能收敛，以致肺热叶焦而胀满。违逆了冬藏之气，少阴就不能潜藏，以致肾气不蓄，出现注泻等疾病。

四时阴阳的变化，是万物生命的根本，所以圣人在春夏季节保养阳气以适应生长的需要，在秋冬季节保养阴气以适应收藏的需要，顺从了生命发展的根本规律，就能与万物一样，在生、长、收、藏的生命过程中运动发展。如果违逆了这个规律，就会伤害生命力，破坏真元之气。因此，阴阳四时是万物的终结，是盛衰存亡的根本，违逆了它，就会产生灾害；顺从了它，就不会发生重病，这样便可谓懂得了养生之道。对于养生之道，圣人能够加以实行，愚人则时常有所违背。

顺应阴阳的规律来安排，就能生存，违逆了就会死亡。顺从了它，就会正常；违逆了它，就会乖乱。相反，如背道而行，就会使机体与自然环境相格拒。所以圣人不等病已经发生再去治疗，而是治疗在疾病发生之前，如同不等到乱事已经发生再去治理，而是治理在它发生之前。假如在发生了疾病之后，再去想到治疗，问题就已经产生了。就犹如口渴了才想起来打井，打仗了才想起来铸造兵器，一切不是显得太晚了吗？

 # 阴阳应象大论篇第五

【原文】

黄帝曰：阴阳者，天地之道也，万物之纲纪①，变化之父母，生杀之本始，神明之府也。治病必求于本。故积阳为天，积阴为地。阴静阳躁，阳生阴长，阳杀阴藏。阳化气，阴成形。寒极生热，热极生寒。寒气生浊，热气生清。清气在下，则生飧泄；浊气在上，则生䐜胀②。此阴阳反作，病之逆从也。

故清阳为天，浊阴为地；地气上为云，天气下为雨；雨出地气，云出天气。故清阳出上窍，浊阴出下窍；清阳发腠理，浊阴走五脏；清阳实四肢，浊阴归六腑。

水为阴，火为阳，阳为气，阴为味。味归形，形归气，气归精，精归化，精食气，形食味，化生精，气生形，味伤形，气伤精，精化为气，气伤于味。

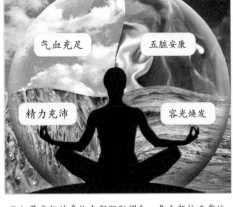

气血充足　五脏安康

精力充沛　容光焕发

◎如果我们的身体内部阴阳调和，各个部位正常运转，我们就是健康的、美丽的；而如果阴阳失调，任何一个方面缺乏或者太过，我们就会出现亚健康、疾病、早衰等各种症状。所以，要想身体健康，保持阴阳平衡是最基础的条件

阴味出下窍，阳气出上窍。味厚者为阴，薄为阴之阳。气厚者为阳，薄为阳之阴。味厚则泄，薄则通。气薄则发泄，厚则发热。壮火之气衰，少火之气壮。壮火食气，气食少火。壮火散气，少火生气。气味，辛甘发散为阳，酸苦涌泄③为阴。

阴胜则阳病，阳胜则阴病。阳胜则热，阴胜则寒。重寒则热，重热则寒。寒伤形，热伤气。气伤痛，形伤肿。故先痛而后肿者，气伤形也；先肿而后痛者，形伤气也。风胜则动，热胜则肿，燥胜则干，寒胜则浮，湿胜则濡泄④。

天有四时五行，以生长收藏，以生寒暑燥湿风。人有五脏化五气，以生喜怒悲忧恐。故喜怒伤气，寒暑伤形。暴怒伤阴，暴喜伤阳。厥气上行，满脉去形。喜怒不节，寒暑过度，生乃不固。故重阴必阳，重阳必阴。

故曰：冬伤于寒，春必温病；春伤于风，夏生飧泄；夏伤于暑，秋必痎疟；秋伤于湿，冬生咳嗽。

帝曰：余闻上古圣人，论理人形，列别藏府，端络经脉，会通六合⑤，各从其经，气穴所发，各有处名，溪谷⑥属骨，皆有所起，分部逆从，各有条理，四时阴阳，尽有经纪⑦，外内之应，皆有表里，其信然乎？

岐伯对曰：东方生风，风生木，木生酸，酸生肝，肝生筋，筋生心，肝主目。其在天为玄，在人为道，在地为化。化生五味，道生智，玄生神，神在天为风，在地为木，在体为筋，在脏为肝，在色为苍，在音为角，在声为呼，在变动为握，在窍为目，在味为酸，在志为怒。怒伤肝，悲胜怒；风伤筋，燥胜风；酸伤筋，辛胜酸。

南方生热，热生火，火生苦，苦生心，心生血，血生脾，心主舌。其在天为热，在地为火，在脏为心，在色为赤，在音为徵，在声为笑，在变动为忧，在窍为舌，在味为苦，在体为脉，在志为喜。喜伤心，恐胜喜；热伤气，寒胜热，苦伤气，咸胜苦。

中央生湿，湿生土，土生甘，甘生脾，脾生肉，肉生肺，脾主口。其在天为湿，在地为土，在体为肉，在脏为脾，在色为黄，在音为宫，在声为歌，在变动为哕⑧。在窍为口，在味为甘，在志为思。思伤脾，怒胜思；湿伤肉，风胜湿；甘伤肉，酸胜甘。

西方生燥，燥生金，金生辛，辛生肺，肺生皮毛，皮毛生肾，肺主鼻。其在天为燥，在地为金，在体为皮毛，在脏为肺，在色为白，在音为商，在声为哭，在变动为咳，在窍为鼻，在味为辛，在志为忧。忧伤肺，喜胜忧；热伤皮毛，寒胜热；辛伤皮毛，苦胜辛。

北方生寒，寒生水，水生咸，咸生肾，肾生骨髓，髓生肝，肾主耳。其在天为寒，在地为水，在体为骨，在脏为肾，在色为黑，在音为羽，在声为呻，在变动为栗，在窍为耳，在味为咸，在志为恐。恐伤肾，思胜恐；寒伤血，燥胜寒；咸伤血，甘胜咸。

故曰：天地者，万物之上下也；阴阳者，血气之男女也；左右者，阴阳之道路也；水火者，阴阳之征兆也；阴阳者，万物之能始也。故曰：阴在内，阳之守也；阳在外，阴之使也。

帝曰：法阴阳奈何？

岐伯曰：阳胜则身热，腠理闭，喘麤为之俛⑨仰，汗不出而热，齿干以烦冤，腹满死，能冬不能夏。阴胜则身寒，汗出身常清，数栗而寒，寒则厥，厥则腹满死，能夏不能冬。此阴阳更胜之变，病之形能也。

帝曰：调此二者奈何？

岐伯曰：能知七损八益⑩，则二者可调，不知用此，则早衰也。年四十，而阴气自半也，起居衰矣；年五十，体重，耳目不聪明矣；年六十，阴痿，气大衰，九窍不利，下虚上实，涕泣俱出矣。故曰：知之则强，不知则老，故同出而名异耳。智者察同，愚者察异，愚者不足，智者有余，有余则耳目聪明，身体轻强，老者复壮，壮者益治。是以圣人为无为之事，乐恬憺之能。从欲快志于虚无之守，故寿命无穷，与天地终，此圣人之治身也。

天不足西北，故西北方阴也，而人右耳目不如左明也。地不满东南，故东南方阳也。而人左手足不如右强也。

帝曰：何以然？

岐伯曰：东方阳也。阳者其精并于上，并于上则上明而下虚，故使耳目聪明，而手足不便也。西方阴也，阴者其精并于下，并于下则下盛而上虚，故其耳目不聪明，而手足便也。故俱感于邪，其在上则右甚，在下则左甚。此天地阴阳所不能全也，故邪居之。

故天有精，地有形，天有八纪^⑪，地有五里^⑫，故能为万物之父母。清阳上天，浊阴归地，是故天地之动静，神明为之纲纪，故能以生长收藏，终而复始。惟贤人上配天以养头，下象地以养足，中傍人事以养五脏。天地通于肺，地气通于嗌^⑬，风气通于肝，雷气通于心，谷气通于脾，雨气通于肾。六经为川，肠胃为海，九窍为水注之气。以天地为之阴阳，阳之汗，以天地之雨名之；阳之气，以天地之疾风名之。暴气象雷，逆气象阳。故治不法天之纪，不用地之理，则灾害至矣。

故邪风之至，疾如风雨，故善治者治皮毛，其次治肌肤，其次治筋脉，其次治六腑，其次治五脏。治五脏者，半死半生也。故天之邪气感，则害人五脏；水谷之寒热感，则害于六腑；地之湿气感，则害皮肉筋脉。

故善用针者，从阴引阳，从阳引阴，以右治左，以左治右，以我知彼，以表知里，以观过与不及之理，见微得过，用之不殆。善诊者，察色按脉，先别阴阳；审清浊，而知部分；视喘息，听音声，而知所苦；观权衡规矩^⑭，而知病所主。按尺寸，观浮沉滑涩，而知病所生；以治无过，以诊则不失矣。

故曰：病之始起也，可刺而已；其盛，可待衰而已。故因其轻而扬之，因其重而减之，因其衰而彰之。形不足者，温之以气；精不足者，补之以味。其高者，因而越之；其下者，引而竭之；中满者，泻之于内；其有邪者，渍形^⑮以为汗；其在皮者。汗而发之；其慓悍者，按而收之；其实者，散而泻之。审其阴阳，以别柔刚^⑯，阳病治^⑰阴，阴病治阳，定其血气。各守其乡，血实宜决之，气虚宜掣引之。

【注释】

①纲纪：总的为纲，分支为纪。②膜胀：膜音存。膜胀，是胸膈间胀闷。

③涌泄：吐泻也。④濡泄：泄泻。⑤六合：十二经分为六个表里关系，如少阴与太阳合，太阴与阳明合，厥阴与少阳合，手足各三，共成六合。⑥溪谷：肉的大会为谷，小会为溪，分肉之间，是溪谷之会。本篇所说的溪谷，是指骨骼之间的连属部位。⑦经纪：当规律讲。⑧哕：音月。气逆而口发音，有声无物称为哕，俗谓干哕。⑨麤、俛：麤与粗相同。俛，与俯同。⑩七损八益：就是"上古天真论"中所说的女子七七中的五七至七七为三损，男子八八中的五八至八八为四损，合为七损；女子一七至四七为四益，男子一八至四八为四益，合为八益。七损八益是说明男女在生理发育中的盛衰时期。⑪八纪：即八节，为立春、春分、立夏、夏至、立秋、秋分、立冬、冬至。⑫五里：古里与理通用，即五行的条理。⑬嗌：食道的上口。⑭权衡规矩：象征着冬石（权）、秋毛（衡）、春弦（规）、夏洪（矩）的四时脉象。⑮渍形：用热汤洗浴。⑯柔刚：柔代表正虚，刚代表邪盛。⑰治：当平衡讲。

【译解】

黄帝这样说：在宇宙之中，阴阳的规律变化关系到事物的发展和结局，许许多多的哲理蕴含其中。因此医治病患，必须求得病情变化的根本，而道理也同样来源于阴阳二字。以自然界变化来比喻，清阳之气聚于上，而成为天，浊阴之气积于下，而成为地。阴是比较静止的，阳是比较躁动的；阳主生成，阴主成长；阳主肃杀，阴主收藏。阳能化生力量，阴能构成形体。寒到极点会生热，热到极点会生寒；寒气能产生浊阴，热气能产生清阳；清阳

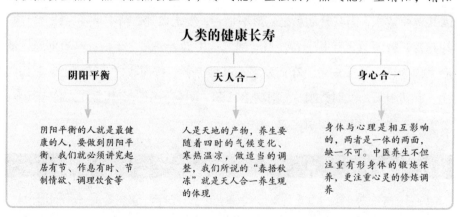

人类的健康长寿		
阴阳平衡	天人合一	身心合一
阴阳平衡的人就是最健康的人，要做到阴阳平衡，我们就必须讲究起居有节、作息有时、节制情欲、调理饮食等	人是天地的产物，养生要随着四时的气候变化、寒热温凉，做适当的调整，我们所说的"春捂秋冻"就是天人合一养生观的体现	身体与心理是相互影响的，两者是一体的两面，缺一不可。中医养生不但注重有形身体的锻炼保养，更注重心灵的修炼调养

之气居下而不升，就会发生泄泻之病。浊阴之气居上而不降，就会发生胀满之病。这就是阴阳的正常和反常变化，因此疾病也就有逆证和顺证的分别。

所以天地的清阳之气上升为天，浊阴之气下降为地。地气蒸发上升为云，天气凝聚下降为雨；雨是地气上升之云转变而成的，云是由天气蒸发水汽而成的。人体的变化也是这样，清阳之气出于上窍，浊阴之气出于下窍；清阳发泄于腠理，浊阴内注于五脏；清阳充实与四肢，浊阴内走于六腑。

以水火分阴阳，则水属阴，火属阳。就人体来说，功能属阳，饮食物属阴。饮食物可以滋养形体，而形体的生成又须赖气化的功能，功能是由精所产生的，就是精可以化生功能。而精又是由气化而产生的，所以形体的滋养全靠饮食物，饮食物经过生化作用而产生精，再经过气化作用滋养形体。如果饮食不节，反能损伤形体，机能活动太过，亦可以使精气耗伤，精可以产生功能，但功能也可以因为饮食不节而受损伤。

味属于阴，所以趋向下窍，气属于阳，所以趋向上窍。味厚的属纯阴，味薄的属于阴中之阳；气厚的属纯阳，气薄的属于阳中之阴。味厚的有泻下的作用，味薄的有疏通的作用；气薄的能向外发泄，气厚的能助阳生热。阳气太过，能使元气衰弱，阳气正常，能使元气旺盛，因为过度亢奋的阳气，会损害元气，而元气却依赖正常的阳气，所以过度旺盛的阳气，能耗散元气；正常的阳气，能增强元气。凡气味辛甘而有发散功用的，属于阳，气味酸苦而有通泄功用的，属于阴。

人体的阴阳是相对平衡的，如果阴气发生偏胜，则阳气受损而为病，阳气发生了偏胜，则阴气耗损而为病。阳偏胜则表现为热性病症，阴偏胜则表现为寒性病症。寒到极点，会表现热象。寒能伤形体，热能伤气分；气分受

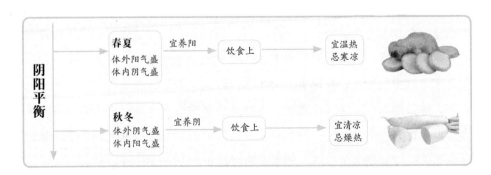

伤，可以产生疼痛形体受伤，形体可以发生肿胀。所以先痛而后肿的，是气分先伤而后及于形体；先肿而后痛的，是形体先病后及于气分。风邪太过，则能发生痉挛动摇；热邪太过，则能发生红肿；燥气太过，则能发生干枯；寒气太过，则能发生浮肿；湿气太过，则能发生濡泻。

宇宙的变化，出现了春、夏、秋、冬四时的交替，有木、火、土、金、水五行的变化，因此，产生了寒、暑、燥、湿、风的气候，它影响了自然界的万物，形成了生、长、化、收、藏的规律。人有肝、心、脾、肺、肾五脏，五脏之气化生五志，产生了喜、怒、悲、忧、恐五种不同的情志活动。喜怒等情绪变化，可以伤气，寒暑外侵，可以伤形。突然大怒，会损伤阴气；突然大喜，会损伤阳气。气逆上行，充满经脉，则神气浮越，离去形体了。所以喜怒不加以节制，寒暑不善于调适，生命就不能牢固。阴极可以转化为阳，阳极可以转化为阴。

所以冬季受了寒气的伤害，春天就容易发生温病；春天受了风气的伤害，夏季就容易发生飧泄；夏季受了暑气的伤害，秋天就容易发生疟疾；秋季受了湿气的伤害，冬天就容易发生咳嗽。

黄帝问道："我听说上古时代的圣人，讲求人体的形态，分辨内在的脏腑，了解经脉的分布，交会、贯通有六合，各依其经之循行路线；气穴之处，各有名称；肌肉空隙以及关节，各有其起点；分属部位的或逆或顺，各有条理；与天之四时阴阳，都有经纬纪纲；外面的环境与人体内部相关联，都有表有里。这些说法是否是正确的呢？"

岐伯回答说："春主东方，阳气这时上扬而日暖风和，草木生发，木气能生酸味，酸味能滋养肝气，肝气又能滋养于筋，筋膜柔和则又能生养于心，肝气关联于目。它在自然界是深远微妙而无穷的，在人能够知道自然界变化的道理，在地为生化万物。大地有生化，所以能产生一切生物；人能知道自然界变化的道理，就能产生一切智慧；宇宙间的深远微妙，是变化莫测的。变化在天空中为风气，在地面上为木气，在人体为筋，在五脏为肝，在五色为苍，在五音为角，在五声为呼，在病变的表现为握，在七窍为目，在五味为酸，在情志的变动为怒。怒气能伤肝，悲能够抑制怒；风气能伤筋，燥能够抑制风；过食酸味能伤筋，辛味能抑制酸味。"

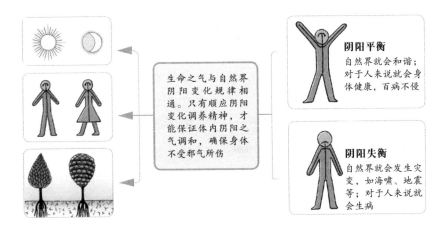

南方应夏，阳气盛而生热，热甚则生火，火气能产生苦味，苦味能滋长心气，心气能化生血气，血气充足，则又能生脾，心气关联于舌。它的变化在天为热气，在地为火气，在人体为血脉，在五脏为心，在五色为赤，在五音为徵，在五声为笑，在病变的表现为忧，在窍为舌，在五味为苦，在情志的变动为喜。喜能伤心，以恐惧抑制喜；热能伤气，以寒气抑制热；苦能伤气，咸味能抑制苦味。

中央应长夏，长夏生湿，湿与土气相应，土气能产生甘味，甘味能滋养脾气，脾气能滋养肌肉，肌肉丰满，则又能养肺，脾气关联于口。它的变化在天为湿气，在地为土气，在人体为肌肉，在五脏为脾，在五色为黄，在五音为宫，在五声为歌，在病变的表现为哕，在窍为口，在五味为甘，在情志的变动为思。思虑伤脾，以怒气抑制思虑；湿气能伤肌肉，以风气抑制湿气，甘味能伤肌肉，酸味能抑制甘味。

西方应秋，秋天天气急而生燥，燥与金气相应，金能产生辛味，辛味能滋养肺气，肺气能滋养皮毛，皮毛润泽则又能养肾，肺气关联于鼻。它的变化在天为燥气，在地为金气，在人体为皮毛，在五脏为肺，在五色为白，在五音为商，在五声为哭，在病变的表现为咳，在窍为鼻，在无味为辛，在情致的变动为忧。忧能伤肺，以喜抑制忧；热能伤皮毛，寒能抑制热；辛味能伤皮毛，苦味能抑制辛味。

北方应冬，冬天生寒，寒气与水气相应，水气能产生咸味，咸味能滋养肾气，肾气能滋长骨髓，骨髓充实，则又能养肝，肾气关联于耳。它的变化

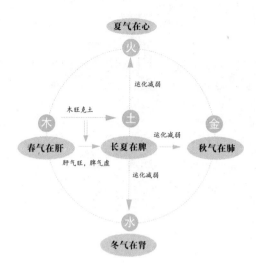

在天为寒气，在地为水气，在人体为骨髓，在五脏为肾，在五色为黑，在五音为羽，在五声为呻，在病变的表现为战栗，在窍为耳，在五味为咸，在情志的变动为恐。恐能伤肾，思能够抑制恐；寒能伤血，燥（湿）能够抑制寒；咸能伤血，甘味能抑制咸味。

所以说：天地是在万物的上下；阴阳如血气与男女之相对待；左右为阴阳运行不息的道路；水性寒，火性热，是阴阳的象征；阴阳的变化，是万物生长的原始能力。所以说：阴阳是互相为用的，阴在内，为阳之镇守；阳在外，为阴之役使。

黄帝道："阴阳的法则怎样运用于医学上呢？"

岐伯回答说："如阳气太过，则身体发热，腠理紧闭，气粗喘促，呼吸困难，身体亦为之俯仰摆动，无汗发热，牙齿干燥，烦闷，如见腹部胀满，是死症，这是属于阳性之病，所以冬天尚能支持，夏天就不能耐受了。阴气盛则身发寒而汗多，或身体常觉冷而不时战栗发寒，甚至手足厥逆，如见手足厥逆而腹部胀满的，是死症，这是属于阴性的病，所以夏天尚能支持，冬天就不能耐受了。这就是阴阳互相胜负变化所表现的病态。"

黄帝问道："那么怎样调摄体内的阴阳呢？"

岐伯说："如果懂得了七损八益的养生之道，则人身的阴阳就可以调摄，如其不懂得这些道理，就会发生早衰现象。一般的人，到了40岁，阴气已经自然地衰减一半了，其起居动作，亦渐渐衰退；到了50岁，身体觉得沉重，耳目也不够聪明了；到了60岁，阴气萎弱，肾气大衰，九窍不能通利，出现下虚上实的现象，会常常流着眼泪鼻涕。所以说：知道调摄的人身体就强健，不知道调摄的人身体就容易衰老；本来是同样的身体，结果却出现了强弱不同的两种情况。懂得养生之道的人，能够注意共有的健康本能；不懂得养生之道的人，只知道强弱异形。不善于调摄的人，常感不足，而重视调摄的人，就常能有余；有余则耳目聪明，身体轻强，即使已经年老，亦可以身体强壮，当然本来强壮的就更好了。所以圣人不做勉强的事情，不胡思乱想，有乐观愉快的旨趣，常使心态平和，保持着安逸的生活，就能够寿命无穷，尽享天年，这些都是前人养身的宝贵经验。"

天气是不足于西北方的，所以西北方属阴，而人的右耳也不及左边的聪明；地气是不足于东南方的，所以东南方属阳，而人的左手足也不及右边的强。

黄帝问道："这是什么道理？"

岐伯说："东方属阳，阳性向上，所以人体的精神集合于下部，集合于下部则下部强盛而上部虚弱，所以耳目不聪明而手足便利。如虽左右同样感受了外邪，但在上部则身体的右侧较重，在下部则身体的左侧较重，这是天地阴阳之所不能全，而人身亦有阴阳左右之不同，所以邪气就能乘虚而居留了。"

因此才说天有精气地有形体；地有五方天，有八节之纲纪的道理，因此天地是万物生长的根本。无形的清阳上生于天，有形的浊阴下归于地，所以天地的运动与静止，是由阴阳的神妙变化为纲纪，而能始万物春生、夏长、秋收、冬藏，终而复始，循环不休。懂得这些道理的人，他把人体上部的头来比天，下部的足来比地，中部的五脏来比人事以调养身体。天的轻清通于肺，地的水谷之气通于嗌，风木之气通于肝，雷火之气通于心，溪谷之气通于脾，雨水之气通于肾。六经犹如河流，肠胃犹如大海，上下九窍以水津之气贯注。如以天地来比喻人体的阴阳，则阳气发泄的汗，像天下的雨；人身的阳气，像天地疾风。人的暴怒之气，像天有雷霆；逆上之气，像阳热的火。因此修身养性假如不取法于自然的道理，那么疾病就要发生了。因此外感致病因素伤害人体，急如疾风暴雨。善于治病的医生，于邪在皮毛的时候，就给予治疗；技术较差的，至邪在肌肤才治疗；又更差的，至邪在五脏才治疗。假如病邪传入到五脏，就非常严重，这时的治疗就如同生死各半，难以料定。

所以自然界中的邪气，侵袭了人体就能伤害五脏；饮食之或寒或热，就会损害人的六腑；地之湿气，感受了就能损害皮肉筋脉。

所以善于运针法的，病在阳，从阴以诱导之，病在阴，从阳以诱导之；取右边以治疗左边的病，取左边以治疗右边的病，以自己的正常状态来比较病人的异常状态，以在表的症状，了解里面的病变；并且判断太过或不及，就能在疾病初起的时候，便知道病邪之所在，此时进行治疗，不致使病情发展到危险的地步了。因此那些高明富有经验的医生，都要先去诊察病人的颜色和经脉，查看病症的属阴属阳；审察五色的浮泽或重浊，而知道病的部位；观察呼吸，听病人发出的声音，可以得知所患的痛苦；诊察四时色脉的正常是否，来分析何脏何腑的病，诊察寸口的脉，从它的浮、沉、滑、涩，来了解疾病所产生之原因。这样在诊断上就不会有差错，治疗也没有过失了。

因此说：在疾病刚刚萌芽的时候，可用刺法而愈；及其病势正盛，必须待其稍微衰退，然后刺之而愈。所以病轻的，使用发散轻扬之法治之；病重的，使用消减之法治之；其气血衰弱的，应用补益之法治之。形体虚弱的，当以温补其气；精气不足的，当补之以厚味。病在上的，可用吐法；病在下的，可用疏导之法；病在中为胀满的，可用泻下之法；其邪在外表，可用汤药浸渍以使出汗；邪在皮肤，可用发汗，使其外泄；病势急暴的，可按得其状，以制伏之；实证，则用散法或泻法。观察病的在阴在阳，以辨别其刚柔，阳病应当治阴，阴病应当治阳；一定要注意防止病根伤及气血，尤其是勿使血病伤及人的气上，反之就会使血轮回受害，因此血最好采用泻血的方法，气虚则可以采用导引的办法来解决。

 阴阳离合论篇第六

【原文】

黄帝问曰：余闻天为阳，地为阴，日为阳，月为阴，大小月三百六十日成一岁，人亦应之。今三阴三阳，不应阴阳，其故何也？

岐伯对曰：阴阳者，数之可十，推之可百，数之可千，推之可万，万之大不可胜数，然其要一也。天覆地载，万物方生，未出地者，命曰阴处，名曰阴中之阴；则出地者，命曰阴中之阳。阳予之正，阴为之主。故生因春，长因夏，收因秋，藏因冬，失常则天地四塞。阴阳之变，其在人者，亦数之可数。

帝曰：愿闻三阴三阳之离合①也。

岐伯曰：圣人南面而立，前曰广明②，后曰太冲，太冲③之地，名曰少阴，少阴之上，名曰太阳，太阳根起于至阴。结于命门，名曰阴中之阳。中身而上，名曰广明，广明之下，名曰太阴，太阴之前，名曰阳明，阳明根起于厉兑，名曰阴中之阳。厥阴之表，名曰少阳，少阳根起于窍阴，名曰阴中之少阳。是故三阳之离合也，太阳为开，阳明为阖，少阳为枢。三经者，不得相失也，搏而勿浮，名曰一阳。

帝曰：愿闻三阴。

岐伯曰：外者为阳，内者为阴，然则中为阴，其冲在下，名曰太阴，太阴根起于隐白，名曰阴中之阴。太阴之后，名曰少阴，少阴根起于涌泉，名曰阴中之少阴。少阴之前，名曰厥阴，厥阴根起于大敦，阴之绝阳，名曰阴之绝阴。是故三阴之离合也，太阴为开，厥阴为阖，少阴为枢。三经者，不得相失也，搏而勿沉，名曰一阴。阴阳䠶䠶④，积传为一周，气里形表而为相成也。

【注释】

①离合：离，是各行其是；合，是互相为用。②广明：古人以阳为明，广明是阳盛的意思。以身体的前后来说，则前为广明；以身体的上下来说，则半身以上为广明。③太冲：即太冲脉。在本篇指部位言，位居下焦，上循背里。④䠶䠶：音冲。阴阳之气往来的意思。

【译解】

黄帝问道："我听说天属阳，地属阴，日属阳，月属阴，这样大月和小月合起来，一共是360天，就叫作一年，人体也是如此大致相同。如今听说人体的三阴三阳，和天地阴阳之数不相符合，这是什么道理？"

岐伯回答说："天地阴阳的范围，很是复杂多变的，在具体运用时，经过进一步推演，则可以由十到百，由百到千，由千到万，再演绎下去，甚至是数不尽的，然而其总的原则仍不外乎对立统一的阴阳道理。天地之间，万物初生，未长出地面的时候，叫作居于阴处，称之为阴中之阴；若已长出地面的，就叫作阴中之阳。有阳气，万物才能生长，有阴气，万物才能成形。所以万物的发生，因于春气的温暖；万物的盛长，因于夏气的炎热；万物的收成，因于秋气的清凉；万物的闭藏，因于冬气的寒冷。如果四时阴阳失序，气候无常，天地间的生长收藏的变化就要失去正常。这种阴阳变化的道理，就人而讲，还是有其规律可循的，而且能够提前预知的。"

黄帝说："我真是希望听你讲讲三阴三阳的离合情况。"

岐伯说："圣人面向南方站立，前方名叫广明，后方名叫太冲，行于太冲部位的经脉，叫作少阴。在少阴经上面的经脉，名叫太阳，太阳经的下端起于足小趾外侧的至阴穴，其上端结于睛明穴，因太阳为少阴之表，故称为阴中之阳。再以人身上下而言，上半身属于阳，称为广明，广明之下称为太阴，太阴前面的经脉，名叫阳明，阳明经的下端起于足大趾侧次趾之端的厉兑穴，因阴阳是太阴之表，故称为阴中之阳。厥阴为里，少阳为表，故厥阴经之表，为少阳经，少阳经下端起于窍阴穴，因少阳居厥阴之表，故称为阴中之少阳。因此，三阳经的离合，分开来说，太阳主表为开，阳明主里为阖，少阳介于表里之间为枢。但三者之间，不是各自为政，而是相互紧密联系着的，所以合起来称为一阳。"

黄帝说："请你再详细讲讲三阴的离合情况。"

岐伯说："在外的为阳，在内的为阴，所以在里的经脉称为阴经，行于少阴前面的称为太阴，太阴经的根起于足大趾之端的隐白穴，称为阴中之阴。太阴的后面，称为少阴，少阴经的根起于足心的涌泉穴，称为阴中之少阴。少阴的前面，称为厥阴，厥阴经的根起于足大趾之端的大敦穴，由于两阴相合而无阳，厥阴又位于最里，所以称之为阴之绝阴。因此，三阴经之离合，分开来说，太阴为三阴之表为开，厥阴为主阴之里为阖，少阴位于太、厥表

阳	运动	外向	上升	温热	明亮	无形	功能	兴奋	推动	温煦
阴	静止	内守	下降	寒冷	晦暗	有形	物质	抑制	凝聚	滋润

里之间为枢。但三者之间，不能各自为政，而是相互协调紧密联系着的，所以合起来称为一阴。宇宙的阴阳之气，无穷无尽，周而复始运行于人的身上，气在内循环，外形上也得到一定的体现。所以说是阴阳离合表里相成，就说这样的道理了。"

六节脏象论篇第九

【原文】

黄帝问曰：余闻天以六六之节，以成一岁，人以九九制会，计人亦有三百六十五节，以为天地久矣，不知其所谓也。

岐伯对曰：昭乎哉问也，请遂言之。夫六六之节，九九制会者，所以正天之度、气之数也。天度者，所以制日月之行也；气数者，所以纪化生之用也。天为阳，地为阴；日为阳，月为阴。行有分纪，周有道理，日行一度，月行十三度而有奇①焉，故大小月三百六十五日而成岁，积气余而盈闰矣。立端于始，表正于中。推余于终，而天度毕矣。

帝曰：余已闻天度矣，愿闻气数何以合之。

岐伯曰：天以六六为节，地以九九制会，天有十日，日六竟而周甲，甲六覆而终岁。三百六十日法也。夫自古通天者，生之本，本于阴阳。其气九州九窍，皆通乎天气。故其生五，其气三，三而成天。三而成地，三而成人，三而三之，合则为九，九分为九野，九野为九藏，故形藏四，神藏五，合为九藏以应之也。

帝曰：余已闻六六九九之会也，夫子言积气盈闰。愿闻何谓气。请夫子发蒙解惑焉。

岐伯曰：此上帝所秘，先师传之也。

帝曰：请遂闻之。

岐伯曰：五日谓之候，三候谓之气，六气谓之时，四时谓之岁，而各从其主治焉。五运相袭，而皆治之，终朞②之日，周而复始，时立气布，如环无端，候亦同法。故曰，不知年之所加，气之盛衰，虚实之所起，不可以为工矣。

帝曰：五运之始，如环无端，其太过不及何如？

岐伯曰：五气更立，各有所胜，盛虚之变，此其常也。

帝曰：平气何如？

岐伯曰：无过者也。

帝曰：太过不及奈何？

岐伯曰：在经有也。

帝曰：何谓所胜？

岐伯曰：春胜长夏，长夏胜冬，冬胜夏，夏胜秋，秋胜春。所谓得五行时之胜，各以气命其藏。

帝曰：何以知其胜？

岐伯曰：求其至也，皆归始春。未至而至。此谓太过，则薄所不胜，而乘所胜也。命曰气淫。不分邪僻内生，工不能禁。至而不至，此谓不及，则所胜妄行，而所生受病，所不胜薄之也，命曰气迫。所谓求其至者，气至之时也。谨候其时，气可与期，失时反候。五治不分，邪僻内生，工不能禁也。

帝曰：有不袭乎？

岐伯曰：苍天之气，不得无常也。气之不袭，是谓非常，非常则变矣。

帝曰：非常而变奈何？

岐伯曰：变至则病，所胜则微，所不胜则甚，因而重感于邪。则死矣。故非其时则微，当其时则甚也。

帝曰：善。余闻气合而有形，因变以正名。天地之运，阴阳之化，其于万物。孰多孰少，可得闻乎？

岐伯曰：悉乎哉问也，天至广不可度，地至大不可量，大神灵问，请陈其方。草生五色，五色之变，不可胜视，草生五味，五味之美，不可胜极。嗜欲不同，各有所通。天食人以五气，地食人以五味。五气入鼻，藏于心肺，上使五色修明，音声能彰。五味入口，藏于肠胃，味有所藏，以养五气，气和而生，津液相成，神乃自生。

帝曰：脏象何如？

岐伯曰：心者，生之本，神之变也，其华在面，其充在血脉，为阳中之太阳，通于夏气。肺者，气之本，魄之处也，其华在毛，其充在皮，为阳中之太阴，通于秋气。肾者，主蛰，封藏之本，精之处也，其华在发，其充在骨，为阴中之少阴，通于冬气。肝者，罢③极之本，魂之居也，其华在爪，其充在筋，以生血气，其味酸，其色苍，此为阳中之少阳，通于春气。脾、胃、大肠、小肠、三焦、膀胱者，仓廪之本，营之居也，名曰器，能化糟粕，

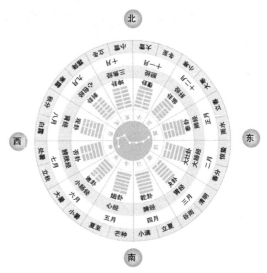

◎一年根据时间的不同、节气的不同，人体的气数也各有不同

转味而入出者也，其华在唇四白，其充在肌，其味甘，其色黄，此至阴之类，通于土气。凡十一脏取决于胆也。

故人迎一盛，病在少阳，二盛病在太阳，三盛病在阳明，四盛已上为格阳。寸口一盛，病在厥阴，二盛病在少阴，三盛病在太阴，四盛已上为关阴。人迎与寸口俱盛四倍以上为关格，关格之脉赢④，不能极于天地之精气，则死矣。

【注释】

①奇：当单数讲，在本篇当余数讲。②朞：音期，一周年。③罢：音疲。当疲劳讲。④赢：古与盈通用，当盛极讲。

【译解】

黄帝问道："甲、乙、丙、丁、戊、已、庚、辛、壬、癸这十干与子、丑、寅、卯、辰、巳、午、未、申、酉、戌、亥十二地支，它们排列组合成纪年、纪月、纪日，这60日就是一个周，也叫一'节'，我听说过天体的运行是以6个甲子构成一年的，人则以九九极数的变化来配合天道的准度，况且人也有365个穴，这正好与天地相对称，这种认识，已听到很久了，只是希望你告知其中的原因。"

岐伯答道："你提的问题很高明啊！请让我就此问题谈谈看法。六六之节和九九制会，是用来确定天度和气数的。天度，是计算日月行程的。气数，是标志万物化生之用的。天属阳，地属阴，日属阳，月属阴。它们的运行有一定的部位和秩序，其环周也有一定的道路。每一昼夜，日行一度，月行十三度有余，所以大月、小月合起来365天成一年，由于月份的不足，节气有盈余，于是产生了闰月。确定了岁首冬至并以此为开始，用圭表的日影以推正中气的时间，随着日月的运行而推算节气的盈余，直到岁尾，整个天度的变化就可以完全计算出来了。"

黄帝说："我已经明白了天度，还想知道气数是怎样与天度配合的？"

岐伯说："天以六六为节制，地以九九之数，配合天道的准度，天有十干，代表十日，十干循环六次而成一个周甲，周甲重复六次而一年终了，这是360日的计算方法。自古以来，都以通于天气而为生命的根本，而这个根本不外天之阴阳。地的九州，人的九窍，都与天气相通，天衍生五行，而阴阳又依盛衰消长而各分为三。三气合而成天，三气合而成地，三气合而成人，三三而合成九气，在地分为九野，在人体分为九脏，形脏四，神脏五，合成九脏，以应天气。"

黄帝说："我已经明白了六六九九配合的道理，先生说气的盈余积累成为闰月，我想听您讲一下是什么气？请您来启发我的蒙昧，解释我的疑惑！"

岐伯说："这是上帝秘而不宣的理论，先师传授给我的。"

黄帝说："就请全部讲给我听。"

岐伯说："五日称为候，三候称为气，六气称为时，四时称为岁，一年四时，各随其五行的配合而分别当旺。木、火、土、金、水五行随时间的变化而递相承袭，各有当旺之时，到一年终结时，再从头开始循环。一年分立四时，四时分布节气，逐步推移，如环无端，节气中再分候，也是这样的推移下去。所以说，不知当年气的盛衰、虚实的起因等情况，就不能做个好医生。"

黄帝说："五行的推移，周而复始，如环无端，它的太过与不及是怎样的呢？"

岐伯说："五行之气更迭主时，互有胜克，从而有盛衰的变化，这是正常的现象。"

黄帝说："平气是怎样的呢？"

岐伯说："这是没有太过和不及。"

黄帝说："太过和不及的情况怎样呢？"

岐伯说："这些情况在经书中已有记载。"

黄帝说："什么叫作所胜？"

岐伯说："春胜长夏，长夏胜冬，冬胜夏，夏胜秋，秋胜春，这就是时令根据五行规律而互相胜负的情况。同时，时令又依其五行之气的属性来分别影响各脏。"

黄帝说："怎样知道它们之间的相胜情况呢？"

岐伯说："首先要推求气候到来的时间，一般从立春开始向下推算。如果时令未到而气候先期来过，称为太过，某气太过就会侵侮所不胜之气，欺凌其所胜之气，这就叫作气淫；时令已到而气候未到，称为不及，某气不及，则其所胜之气因缺乏制约而妄行，其所生之气因缺乏资助而困弱，其所不胜则更会加以侵迫，这就叫作气迫。所谓求其至，就是要根据时令推求气候到来的早晚，要谨慎地等候时令的变化，气候的到来是可以预期的。如果搞错了时令或违反了时令与气候相合的关系，以至于分不出五行之气当旺的时间，那么，当邪气内扰，病及于人的时候，好的医生也不能控制了。"

黄帝说："五行之气有不相承袭的吗？"

岐伯说："天的五行之气，在四时中的分布不能没有常规。如果五行之气不按规律依次相承，就是反常的现象，反常就会使人发生病变，如在某一时令出现的反常气候，为当旺之气之所胜者，则其病轻微，若为当旺之气之所不胜者，则其病深重，而若同时感受其他邪气，就会造成死亡。所以反常气候的出现，不在其所克制的某气当旺之时令，病就轻微，若恰在其所克制的某气当旺之时令发病，则病深重。"

黄帝说："好。我听说由于天地之气的和合而有万物的形体，又由于其变化多端以至万物形态差异而定有不同的名称。天地的气运，阴阳的变化，它们对于万物的生成，就其作用而言，哪个多，哪个少，可以听你讲一讲吗？"

岐伯说："问的实在详细呀！天极其广阔，不可测度，地极其博大，也很难计量，像您这样伟大神灵的圣主既然发问，就请让我陈述一下其中的道

五行指导五脏系统疾病的治疗

控制五脏疾病的传变	制定五脏疾病的治疗原则	制定五脏疾病的诊治方法	指导五脏疾病的针刺选穴	用五行指导脏腑疾病的用药
五脏的疾病会向其他脏腑传变，在对所胜之脏治疗的时候，还要根据五行生克乘侮采取阻断病传的措施	要根据五行的生克理论来确定五脏疾病的治疗原则，要抑强扶弱，虚则补其母，实则泻其子	具体诊治五脏疾病的时候，要注意滋水涵木、抑火补水、培土生金、金水相生的原则	运用五行学说指导针刺选穴，根据五输穴的五行属性，运用五行生克理论进行选穴论治	运用五行归类的理论，把五脏、六腑和药物的五色、五味归属于五行，同一类别的药物能调整相应脏腑的失调状态

理吧。草木显现五色，而五色的变化，是看也看不尽的；草木产生五味，而五味的醇美，是尝也尝不完的。人们对色味是分别与五脏相通的。天供给人们以五味。五味由鼻吸入，贮藏于心肺，其气上升，使面部五色明润，声音洪亮。五味入于口中，贮藏于肠胃，经消化吸收，五味精微内注五脏以养五脏之气，脏气和谐而保有生化机能，津液随之生成，神气也就在此基础上自然产生了。"

黄帝说："脏象是怎样的呢？"

岐伯说："心，是生命的根本，为神所居之处，其荣华表现于面部，其充养的组织在血脉，为阳中的太阳，与夏气相通。肺是气的根本，为魄所居之处，其荣华表现在毫毛，其充养的组织在皮肤，是阳中的太阴，与秋气相通。肾主蛰伏，是封藏经气的根本，为精所居之处，其荣华表现在头发，其充养的组织在骨，为阴中之少阴，与冬气相通。肝，是罢极之本，为魄所居之处，其荣华表现在爪甲，其充养的组织在筋，可以生养血气，其味酸，其色苍青，为阳中之少阳，与春气相通。脾、胃、大肠、小肠、三焦、膀胱，是仓廪之本，为营气所居之处，因其功能像是盛贮食物的器皿，故称为器，它们能吸收水谷精微，化生为糟粕，管理饮食五味的转化、吸收和排泄，其荣华在口唇四旁的白肉，其充养的组织在肌肉，其味甘，其色黄，属于至阴之类，与土气相通。人体十一脏功能的发挥，都取决于胆气的升发。"

人迎脉大于平时一倍，病在少阳；大两倍，病在太阳；大三倍，病在阳明；

大四倍以上，为阳气太过，阴无以通，是为格阳。寸口脉大于平时一倍，病在厥阴；大两倍，病在少阴；大三倍，病在太阴；大四倍以上，为阴气太过，阳无以交，是为关阴。若人迎脉与寸口脉俱大与常时四倍以上，为阴阻气俱盛，阴关于内，阳格于外，是为关格。关格之脉盈盛太过，标志着阴阳极亢，也就失去了天地阴阳经气的平衡，这样的生命肯定不长久。

 # 五脏生成论篇第十

【原文】

心之合脉也，其荣色也，其主肾也。肺之合皮也，其荣毛也，其主心也。肝之合筋也，其荣爪也，其主肺也。脾之合肉也，其荣唇也，其主肝也。肾之合骨也，其荣发也，其主脾也。是故多食咸，则脉凝泣①而变色；多食苦，则皮槁而毛拔；多食辛，则筋急而爪枯；多食酸，则肉胝䐢②而唇揭；多食甘，则骨痛而发落。此五味之所伤也。故心欲苦，肺欲辛，肝欲酸，脾欲甘，肾欲咸，此五味之所合五脏之气也。五脏之气，故色见青如草兹者死，黄如枳实者死，黑如炲③者死，赤如衃④血者死，白如枯骨者死，此五色之见死也。青如翠羽者生，赤如鸡冠者生，黄如蟹腹者生，白如豕膏者生，黑如乌羽者生，此五色之见生也。生于心，如以缟裹朱；生于肺，如以缟裹红；生于肝，如以缟裹绀⑤；生于脾，如以缟裹栝蒌实，生于肾，如以缟裹紫，此五脏所生之外荣也。

色味当五脏⑥，白当肺，辛；赤当心，苦；青当肝，酸；黄当脾，甘；黑当肾，咸。故白当皮，赤当脉，青当筋，黄当肉，黑当骨。

诸脉者皆属于目，诸髓者皆属于脑，诸筋者皆属于节，诸血者皆属于心，诸气者皆属于肺，此四肢⑦八溪⑧之朝夕也。故人卧，血归于肝，肝受血而能视，足受血而能步，掌受血而能握，指受血而能摄。卧出而风吹之，血凝于肤者为痹，凝于脉者为泣，凝于足者为厥。此三者，血行而不得反其空，故为痹厥也。人有大谷⑨十二分。小溪⑩三百五十四名，少十二俞，此皆卫气之所留止。邪气之所客也。针石缘而去之。

诊病之始五决为纪，欲知其始，先建其母⑪，所谓五决者五脉⑫也。是以头痛巅疾，下虚上实，过在足少阴，巨阳，甚则入肾。徇蒙招尤⑬，目冥耳聋，下实上虚，过在足少阳、厥阴，甚则入肝。腹满䐜胀，支膈胠胁⑭，下厥上冒⑮，过在足太阴，阳明。

咳嗽上气，厥在胸中，过在手阳明，太阴。心烦头痛，病在膈中，过在手巨阳，少阴。夫脉之小大滑涩浮沉，可以指别；五脏之象，可以类推；五脏相音，可以意识；五色微诊⑯，可以目察。能合脉色，可以万全。赤脉之至也，喘而坚，诊曰：有积气在中，时害于食，名曰心痹，得之外疾，思虑而心虚，故邪从之。白脉之至也，喘而浮，上虚下实，惊，有积气在胸中，喘而虚，名曰肺痹，寒热，得之醉而使内也。青脉之至也，长而左右弹，有积气在心下，肢胠，名曰肝痹，得之寒湿，与疝同法，腰痛足清头痛。黄脉之至也，大而虚，有积气在腹中，有厥气，名曰厥疝，女子同法，得之疾使四肢，汗出当风。黑脉之至也，上坚而大，有积气在小腹与阴，名曰肾痹，得之沐浴，清水而卧。

凡相五色之奇脉，面黄目青，面黄目赤，面黄目白，面黄目黑者，皆不死也。面青目赤，面赤目白，面青目黑，面黑目白，面赤目青，皆死也。

【注释】

①泣：与涩同。②胗䐜：音知住，胗是皮肤厚，䐜是敛缩，胗䐜是皮肤皱缩而厚的意思。③炲：音台，当黑色讲。④衃：音培，即败血凝结后之赤黑色。⑤绀：音甘，即红青色，俗称天青色。⑥色味当五脏：当，作合字讲。⑦四肢：即两手两足。⑧八溪：手的腋与肘和足的腘与胯叫作八溪。⑨大谷：手部的肩、肘、腕和足部的腘、膝、腕、四肢各有 3 处，合为 12 处。⑩小溪：为骨的小关节。⑪母：指胃气说的。⑫五脉：指五脏之脉说的。⑬徇蒙招尤：徇音眩，目动叫徇；蒙是目半合貌，招尤是摇动不定。徇蒙招尤，是描写病人患眩晕时候的形象。⑭胠胁：胠音去，是胁的上部。⑮下厥上冒：是气上逆的意思。⑯微诊：是色诊很精微的意思。

【译解】

心脏与脉象结合，其荣华就体现在面部，因为肾属水，心属于火，因此心脏要受到肾脏的影响、支配。肺脏配合的是皮，它的光华表现于毫毛，制衡肺脏的是心。肝脏配合的是筋，它的光华表现于爪甲，制衡肝脏的是肺。脾脏配合的是肉，它的光华表现

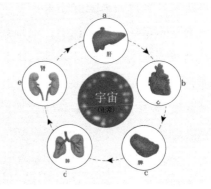

◎五脏与五行相合，肝为木、心为火、脾为土、肺为金、肾为水，呈现出图上五脏相生的规律

于口唇，制衡脾脏的是肝。与肾脏配合的是骨，它的光华表现于发，制衡肾脏的是脾。假如长期食用过咸的话，则使血脉凝塞不畅，而颜面色泽发生变化。过食苦味，则使皮肤枯槁而毫毛脱落。过食辛味，则使筋脉劲急而爪甲枯干。过食酸味，则使肌肉粗厚皱缩而口唇掀揭。过食甘味，则使骨骼疼痛而头发脱落。这是偏食五味所造成的损害。所以心欲得苦味，肺欲得辛味，肝欲得酸味，脾欲得甘味，肾欲得咸味，这是五味分别与五脏之气相合的对应关系。面色出现青如死草、枯暗无华的，为死症。出现黄如枳实的，为死症；出现黑如烟灰的，为死症；出现红如凝血的，为死症；出现白如枯骨的，为死症；这是五色中表现为死症的情况。面色青如翠鸟的羽毛，主生；红如鸡冠的，主生；黄如蟹腹的，主生；白如猪脂的，主生；黑如乌鸦毛的，主生。这是五色中表现有生机而预后良好的情况。心有生机，面色就像细白的薄绢裹着朱砂；肺有生机，面色就像细白的薄绢裹着粉红色的丝绸；肝有生机，面色就像细白的薄绢裹着天青色的丝绸；脾有生机，面色就像细白的薄绢裹着栝蒌实；肾有生机，面色就像细白的薄绢裹着天紫色的丝绸。这些都是五脏的生机显露于外的荣华。

色、味与五脏相应：白色和辛味应于肺，赤色和苦味应于心，青色和酸味应于肝，黄色和甘味应于脾，黑色和咸味应于肾。因五脏外合五体，所以白色应于皮，赤色应于脉，青色应于筋，黄色应于肉，黑色应于骨。

各条脉络，都属于目，而诸髓都属于脑，诸筋都属于骨节，诸血都属于心，诸气都属于肺。同时，气血的运行则朝夕来往，不离于四肢八溪的部位。所

以当人睡眠时，血归藏于肝，肝得血而濡养于目，则能视物；足得血之濡养，就能行走；手掌得血之濡养，就能握物；手指得血之濡养就能拿取。如果刚刚睡醒就外出受风，血液的循环就要凝滞，凝于肌肤的，发生痹证；凝于经脉的，发生气血运行的滞涩；凝于足部的，该部发生厥冷。这三种情况，都是由于气

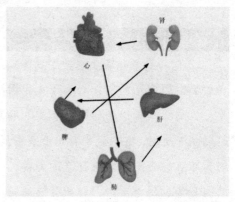

◎五脏与五行相合，同时遵循五行相克的规律，呈现出图上五脏相克的规律

血运行不能返回组织间隙的孔穴之处，所以造成痹厥等症。全身有大谷12处，小溪354处，这里面减除了十二脏腑各自的腧穴数目。这些都是卫气留止的地方，也是邪气客居之所。治病时，可循着这些部位施以针石，以祛除邪气。

诊病的根本，要以五决为纲纪。想要了解疾病的关键，必先确定病变的原因。所谓五决，就是五脏之脉，以此诊病，即可决断病本的所在。比如头痛等巅顶部位的疾患，属于下虚上实的，病变在足少阴和足太阳经，病甚的，可内传于肾。头晕眼花，身体摇动，目暗耳聋，属下实上虚的，病变在足少阳和足厥阴经，病甚的，可内传于肝。腹满膜胀，支撑胸膈胁肋，于下部逆气上犯的，病变在足太阴和足阳明经。咳嗽气喘，气机逆乱于胸中，病变在手阳明和手太阳经。心烦头痛，胸膈不适的，病变在手太阳和手少阴经。脉象的小、大、滑、浮、沉等，可以通过医生的手指加以鉴别；五脏功能表现于外，可以通过相类事物的比象，加以推测；五脏各自的声音，可以凭意会而识别，五色的微小变化，可以用眼睛来观察。诊病时，如能将色、脉两者合在一起进行分析，就可以万无一失了。外现赤色，脉来急疾而坚实的，可诊为邪气积聚于中脘，常表现为影响饮食，病名叫作心痹。这种病得之于外邪的侵袭，是由于思虑过度以至心气虚弱，邪气才随之而入的。外现白色，脉来急疾而浮，这是上虚下实，故常出现惊骇，病邪积聚于胸中，迫肺而作喘，但肺气本身是虚弱的，这种病的病名叫作肺痹，它有时发寒热，常因醉后行房而诱发。青色外现，脉来长而左右搏击手指，这是病邪积聚于心下，支撑胁肋，这种病的病名叫作肝痹，多因受寒湿而得，与疝的病理相同，它

的症状有腰痛、足冷、头痛等。外现黄色，脉来虚大，这是病邪积聚在腹中，有逆气产生，病名叫作厥疝，女子也有这种情况，多由四肢剧烈的活动，汗出当风所诱发。外现黑色，脉象尺上坚实而大，这是病邪积聚在小腹与前阴，病名叫作肾痹，多因冷水沐浴后睡卧受凉所引起。

大凡观察五色，面黄目青、面黄目赤、面黄目白、面黄目黑的，皆为不死，因面带黄色，证明尚有胃气存在。如见面青目赤、面赤目白、面青目黑、面黑目白、面赤目青的，证明胃气已经衰竭，是死亡的症状。

 # 五脏别论篇第十一

【原文】

黄帝问曰：余闻方士①，或以脑髓为脏，或以肠胃为脏，或以为腑，敢问更相反，皆自谓是，不知其道，愿闻其说。

岐伯对曰：脑、髓、骨、脉、胆、女子胞，此六者地气之所生也，皆藏于阴而象于地，故藏而不泻，名曰奇恒之府②。夫胃大肠小肠三焦膀胱，此五者，天气之所生也，其气象天，故泻而不藏，此受五脏浊气，名曰传化之府。此不能久留，输泻者也。魄门③亦为五脏使，水谷不得久藏。所谓五脏者，藏精气而不泻也，故满而不能实。六腑者，传化物而不藏，故实而不能满也。所以然者，水谷入口，则胃实而肠虚；食下，则肠实而胃虚。故曰实而不满，满而不实也。

帝曰：气口何以独为五脏之主？

岐伯曰：胃者，水谷之海，六腑之大源也。五味入口，藏于胃，以养五脏气，气口亦太阴也，是以五脏六腑之气味，皆出于胃，变见于气口。故五气入鼻，藏于心肺，心肺有病，而鼻为之不利也。凡治病必察其下，适其脉，观其志意与其病也。拘于鬼神者，不可与言至德。恶于针石者，不可与言至巧。病不许治者，病必不治，治之无功矣。

【注释】

①方士：懂得方术的人，在本文中是说的医生。②奇恒之府：就是异于恒常之府。由于脑、髓、骨、脉、胆、女子胞，此六者在作用上是藏精气以濡养机体而不泄于体外的，它们的功能不同于传化之府的转化而不藏，所以叫作奇恒之府。③魄门：古魄与粕通用，魄门就是肛门。

【译解】

黄帝问道："我听说在医生当中，对脏腑的观点也不尽相同。有人以脑髓为脏，有人以肠胃为脏，也有人把这些都称为腑，如果向他们提出相反的意见，却又都坚持自己的看法，不知哪种理论是对的，希望你谈一谈这个问题。"

岐伯回答说："脑、髓、骨、脉、胆、女子胞，这六种是秉承地气而生的，都能贮藏阴质，就像大地包藏万物一样，所以它们的作用是藏而不泻，叫作奇恒之腑。胃、大肠、小肠、三焦、膀胱，这五者是秉承天气所生的，它们的作用，像天一样健运周转，所以是泻而不藏的，它们受纳五脏的浊气，所以称为传化之腑。这是因为浊气不能久停其间，而必须及时转输和排泄的缘故。此外，肛门也为五脏行使输泻浊气，这样，水谷的糟粕就不会久留于体内了。所谓五脏，它的功能是贮藏精气而不向外发泄的，所以它是经常地保持充盈饱满，而不是一时地得到充实。六腑，它的功能是将水谷加以传化，而不是加以贮藏，所以它有时显得充实，但却不能永远保持盛满。所以出现这种情况，是因为水谷入口下行，胃充实了，但肠中还是空虚的，食物再下行，肠充实了，而胃中就空虚了，这样依次传递。所以说六腑是一时的充实，而不是持续地盛满，五

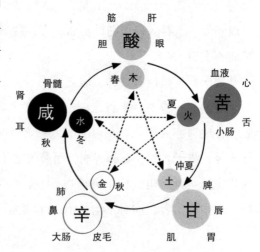

脏则是持续盛满而不是一时的充实。"

黄帝问道："按照道理，十二经脉的脉动部位是不少的，可是为什么只有从气口脉才能够看清五脏的病变呢？"

岐伯说："通常说胃是水谷之海，它装着人的饮食，为六腑的泉源，饮食五味入口，留在胃中，经足太阴脾的运化输转，而能充养五脏之气。脾为太阴经，主输布津液，气口为手太阴肺经过之处，也属太阴经脉，主朝百脉，所以五脏六腑的水谷精微，都出自胃，反应于气口的。而五气入鼻，藏留于心肺，所以心肺有了病变，则鼻为之不利。凡治病并观察其上下的变化，审视其脉候的虚实，查看其情志精神的状态表现。对那些信守鬼神迷信观念的人，是不能与其谈论至深的医学理论的，对那些讨厌针石治疗的人，也不可能和他们讲什么医疗技巧。同样那些有了病却不愿意治疗的人，其病也是无法治疗的，就是去治疗的话，也未必会有奇迹出现。"

诊要经终论篇第十六

【原文】

黄帝问曰：诊要何如？

岐伯对曰：正月二月，天气始方，地气始发，人气在肝。三月四月，天气正方，地气定发，人气在脾。五月六月，天气盛，地气高，人气在头。七月八月，阴气始杀，人气在肺。九月十月，阴气始冰，地气始闭，人气在心。十一月十二月，冰复①，地气合，人气在肾。

故春刺散俞②，及与分理③，血出而止，甚者传气，间者环也。夏刺络俞④，见血而止，尽气闭环，痛病必下。秋刺皮肤，循理，上下同法，神变而止。冬刺俞窍于分理，甚者直下，间⑤者散下⑥。春夏秋冬，各有所刺，法其所在。

春刺夏分，脉乱气微，入淫骨髓，病不能愈，令人不嗜食，又且少气。春刺秋分，筋挛逆气，环为咳嗽。病不愈，令人时惊，又且哭。春刺冬分，邪气著藏，令人胀，病不愈，又且欲言语。

夏刺春分，病不愈，令人解堕[7]，夏刺秋分，病不愈，令人心中欲无言，惕惕[8]如人将捕之。夏刺冬分，病不愈，令人少气，时欲怒。

秋刺春分，病不已，令人惕然，欲有所为，起而忘之。秋刺夏分，病不已，令人益嗜卧，又且善梦。秋刺冬分，病不已，令人洒洒[9]时寒。

冬刺春分，病不已，令人欲卧不能眠，眠而有见。冬刺夏分，病不愈，气上，发为诸痹。冬刺秋分，病不已，令人善渴。

凡刺胸腹者，必避五脏。中心者，环死；中脾者，五日死；中肾者，七日死；中肺者，五日死；中膈者，皆为伤中，其病虽愈，不过一岁必死。刺避五脏者，知逆从也。所谓从者，膈与脾肾之处，不知者反之。刺胸腹者，必以布憿[10]著之，乃从单布上刺，刺之不愈，复刺。刺针必肃，刺肿摇针，经刺勿摇，此刺之道也。

帝曰：愿闻十二经脉之终，奈何？

岐伯曰：太阳之脉，其终也，戴眼[11]反折，瘈疭[12]，其色白，绝汗乃出，出则死矣。少阳终者，耳聋，百节皆纵，目睘[13]绝系，绝系一日半死，其死也，色先青白，乃死矣。阳明终者，口目动作，善惊妄言，色黄，其上下经盛，不仁，则终矣。少阴终者，面黑齿长而垢，腹胀闭，上下不通而终矣。太阴终者，腹胀闭不得息，善噫善呕，呕则逆，逆则面赤，不逆则上下不通，不通则面黑，皮毛焦而终矣。厥阴终者，中热嗌干，善溺心烦，甚则舌卷，卵上缩而终矣。此十二经之所败也。

【注释】

①冰复：复即重复之意，言冰而复冰，形容很冷的意思。②散俞：各经分散的孔穴。③分理：指分肉和腠理而言。分肉，皮内近骨之肉与骨相分处，在肌肉的内层。腠理，皮肤内层的纹理。分肉与腠理互相贯通，故曰分理。分理外可达于皮肤，内可入于筋骨。春刺取分理，是结合时令使气外达于皮肤，冬刺取分理，也是结合时令使气内至筋骨。所以春冬都可刺分理。④络俞：属于络脉的孔穴。⑤间：当病轻讲。⑥散下：即扎针时以手按之散其卫气，而后下针，以免伤其卫气。⑦解堕：同懈惰。⑧惕惕：恐惧貌。⑨洒洒：恶寒貌。⑩布憿：憿据张介宾、马元台皆以为橛字之误。憿音皎，布巾也。⑪戴眼：

目睛上窜，不能转动的现象。⑫瘛疭：音炽纵，牵引拘急的意思。⑬目睘：
睘音琼，直视如惊的现象。

【译解】

黄帝问："什么是诊治疾病的要点？"

岐伯答："要点在于掌握天地自然之气的变化规律，及其与人体脏腑经
脉之气的相应关系。如正月和二月，天气开始有一种升华的气象，地气也开
始萌动，人体中的肝脏之气与它相应；三月和四月，天气虽旺而尚未盛极，
地气也正在上升，人体中的脾脏之气与它相应；五月和六月，正是夏暑季节，
天之阳气旺盛，地上的火热之气上升，人体的头脑之气与它相应；七月、八
月，这时阳气开始下降，阴气开始上升，天地之气清凉敛降，人体中的肺脏
之气与它相应；九月、十月，阴气渐盛而凝聚，地气开始闭藏，阳气藏于里，
人体中的心脏之气与它相应；十一月、十二月，阴气盛极，阳气密藏，冰封
大地，人体中的肾脏之气与它相应。

春夏秋冬，各有所宜的刺法，须根据气之所在，而确定刺的部位。如果
春天刺了夏天的部位，伤了心气，可使脉乱而气微弱，邪气反而深入，浸淫
于骨髓之间病就很难治愈，心火微弱，火不生土，使人不思饮食，而且少气
了；春天刺了秋天的部位，伤了肺气，春病在肝，发为痉挛，邪气因误刺而
环周于肺，则又发为咳嗽，病不能愈，肝气伤，将使人时惊，肺气伤，且又
使人欲哭；春天刺了冬天的部位，伤了肾气，以致邪气深着于内脏，使人胀
满，其病不但不愈，肝气日伤，而
且使人多欲言语。

夏天刺了春天的部位，伤了肝
气，病不能愈，反而使人精力倦怠；
夏天刺了秋天的部位，伤了肺气，
病不能愈，反而使人肺气伤而声不
出，心中不欲言，肺金受伤，肾失
其母，故虚而自恐，惕惕然好像被
逮捕的样子；夏天刺了冬天的部位，

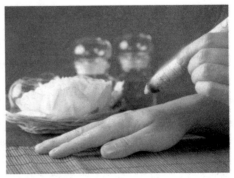

◎针与灸都是根据中医学的经络学说，通过体表的
特定部位（穴位）来进行治病

伤了肾气，病不能愈，反而使精不化气而少气，水不涵木而时常要发怒。

秋天刺了春天的部位，伤了肝气，病不能愈，反而使人血气上逆，惕然不宁，且又善忘；秋天刺了夏天的部位，伤了心气，病不能愈，心气伤，火不生土，反而使人嗜卧，心不藏神，又且多梦；秋天刺了冬天的部位，伤了肾气，病不能愈，反使人肾不闭藏，血气内散，时时发冷。

冬天刺了春天的部位，伤了肝气，病不能愈，肝气少，魂不藏，使人困倦而又不得安眠，即便得眠，睡中如见怪异等物；冬天刺了夏天的部位，伤了心气，病不能愈，反使人脉气发泄，而邪气闭痹于脉，发为诸痹；冬天刺了秋天的部位，伤了肺气，病不能愈，化源受伤，反使人常常作渴。

凡于胸腹之间用针刺，必须注意避免刺伤了五脏。假如中伤了心脏，经气环身一周便死；假如中伤了脾脏，五日便死；假如中伤了肾脏，七日便死；假如中伤了肺脏，五日便死；假如中伤膈膜的，皆为伤中，当时病虽然似乎好些，但不过一年其人必死。刺胸腹注意避免中伤五脏，主要是要知道下针的逆从。所谓从，就是要明白膈和脾肾等处，应该避开；如不知其部位不能避开，就会刺伤五脏，那就是逆了。凡刺胸腹部位，应先用布巾覆盖其处，然后从单布上进刺。如果刺之不愈，可以再刺，这样就不会把五脏刺伤了。在用针刺治病的时候，必须注意安静严肃，以候其气；如刺脓肿的病，可以用摇针手法以出脓血；如刺经脉的病，就不要摇针。这是刺法的一般规矩。"

黄帝问："请告诉我十二经气绝时情形是什么样子？"

岐伯答："太阳经脉之气败绝时，患者便会出现两目上视、眼睛不能转动、角弓反张、手足抽搐、面色苍白等症状。如果汗出如油，叫绝汗，这种绝汗一出，人很快就会死亡；少阳经脉之气败绝时，患者就会出现耳聋，全身骨节松懈无力，两眼直视的症状，如同突然受惊那样，这是因为眼与脑相连的'目系'败坏了。目系败坏后一天半，人就会死亡。当患者面色出现青白色，这就是快要死了；阳明经脉之气败绝的时候，患者就会发生眼颤动的现象，容易惊恐，胡言乱语，面色发黄，上部的'人迎'脉和下部的'趺阳'脉的脉象，都躁疾盛大而不和缓。当发展到肌肉麻木不仁的时候，人很快就要死亡了；少阴经脉之气败绝的时候，患者就会面色发黑，牙齿松动好像变长了似的，并且出现齿上积满污垢、腹部胀满等症状，假如再出现大小便闭塞不通，就要死亡了；太阴经脉之气败绝的时候，患者就会腹部胀满，大便秘结，呼吸困难，并且不断嗳气，时常呕吐，呕吐就会使气上逆，气上逆就引起面色发红。假若气不上过，而人体的上下之气又阻隔不通，就会出现面色发黑的现象，当发展到皮肤毫毛干枯的时候，人就会死亡了；厥阴经脉之气绝的时候，患者就会感到胸中发热，咽喉干燥，小便频数，心烦，病重时甚至还会出现舌体卷曲、睾丸上缩的情况，那样就要死亡了。这些都是十二经脉之气败绝时呈现出来的症状。"

 # 经脉别论篇第二十一

【原文】

黄帝问曰：人之居处动静勇怯，脉亦为之变乎？

岐伯对曰：凡人之惊恐恚劳动静，皆为变也。是以夜行则喘出于肾，淫气①病肺。有所堕恐，喘出于肝，淫气害脾。有所惊恐，喘出于肺，淫气伤心。度水跌仆，喘出于肾与骨，当是之时，勇者气行则已，怯者则着而为病也。故曰，诊病之道，观人勇怯。骨肉皮肤，能知其情，以为诊法也。故饮食饱甚，汗出于胃。惊而夺精，汗出于心。持重远行，汗出于肾。疾走恐惧，汗出于肝。摇体劳苦，汗出于脾。故春秋冬夏，四时阴阳，生病起于过用，此为常也。

食气入胃，散精于肝，淫气于筋。食气入胃，浊气归心，淫精于脉。脉气流经，经气归于肺。肺朝百脉，输精于皮毛。毛脉合精，行气于腑。腑精神明，留于四藏，气归于权衡。权衡以平，气口成寸，以决死生。饮入于胃，游溢精气，上输于脾。脾气散精，上归于肺。通调水道，下输膀胱。水精四布，五经并行，合于四时，五脏阴阳，揆度以为常也。

太阳脏独至②，厥喘虚气逆，是阴不足阳有余也，表里当俱泻，取之下俞，阳明脏独至，是阳气重并也，当泻阳补阴，取之下俞。少阴脏独至，是厥气也，踹前卒大，取之下俞，少阳独至者，一阳之过也。太阴脏搏者，用心省真，五脉气少，胃气不平，三阴也，宜治其下俞，补阳泻阴。

二阴独啸③,少阳厥也,阳并于上,四脉争张,气归于肾,宜治其经络,泻阳补阴。

一阴至,厥阴之治也,真虚痛心④,厥气留薄,发为白汗⑤,调食和药,治在下俞。

帝曰:太阳脏何象?

岐伯曰:象三阳而浮也。

帝曰:少阳脏何象?

岐伯曰:象一阳也。一阳脏者,滑而不实也。

帝曰:阳明脏何象?

◎十二经脉对称地分布在人体左右,每侧都有十二条,全身实则有二十四条经脉

岐伯曰:象大浮也。太阴脏搏,言伏鼓也。二阴搏至,肾沉不浮也。

【注释】

①淫气:偏胜的病气。②独至:是说明由于一脏偏盛,而其气独至。③啸:在本文中当耳鸣讲。④痛心:痛音渊,痛心就是心痛。⑤发为白汗:白汗二字不知其义,有说是自汗之误的,今存疑。

【译解】

黄帝问道:"人们的居住环境、活动、安静、勇敢、怯懦有所不同,其经脉血气也随着变化吗?"

岐伯回答说:"人在惊恐、愤怒、劳累、活动或安静的情况下,经脉血气都要受到影响而发生变化。所以夜间远行劳累,就会扰动肾气,使肾气不能闭藏而外泄,则气喘出于肾脏,其偏胜之气,就会侵犯肺脏。若因坠堕而受到恐吓,就会扰动肝气,而喘出于肝,其偏胜之气就会侵犯脾脏。或有所惊恐,惊则神越气乱,扰动肺气,喘出于肺,其偏胜之气就会侵犯心脏。渡水而跌仆,跌仆伤骨,肾主骨,水湿之气通于肾,致肾气和骨气受到扰动,气喘于肾和骨。在这种情况下,身体强盛的人,气血畅行,不会出现什么病

变；怯弱的人，气血留滞，就会发生病变。所以说：诊察疾病，观察病人的勇怯及骨骼、肌肉、皮肤的变化，便能了解病情，并以此作为诊病的方法。在饮食过饱的时候，则食气蒸发而汗出于胃。惊则神气浮越，则心气受伤而汗出于心。负重而远行的时候，则骨劳气越，肾气受伤而汗出于肾。疾走而恐惧的时候，由于疾走伤筋，恐惧伤魂，则肝气受伤而汗出于肝。劳力过度的时候，由于脾主肌肉四肢，则脾气受伤而汗出于脾。春、夏、秋、冬四季阴阳的变化都有其常度，人在这些变化中发生疾病，就是因为对身体的劳用过度所致，这是通常的道理。"

五谷入胃，其所化生的一部分精微之气输散到肝脏，再由肝将此精微之气滋养于筋。五谷入胃，其所化生的精微之气，注入于心，再由心将此精气输入于血脉。血气流行在经脉之中，上达于肺，肺又将血气输送到全身百脉中，最后把精气输送到皮毛。皮毛和经脉的精气汇合，运行精气到六腑，六腑的精气化生神明，周流于四脏。这些正常的生理活动，都要取决于气血阴阳的平衡。气血阴阳平衡，则表现在气口的脉象变化上，气口的脉象，可以判断疾病的死生。水液入胃以后，游溢布散其精气，上行输送于脾，经脾对精微的布散转输，上归于肺，肺主清肃而司治节，肺气运行，通调水道，下输于膀胱。如此则水精四布，外而布散于皮毛，内而灌输于五脏之经脉，并能合于四时寒暑的变易和五脏阴阳的变化。做出适当的调节，这就是经脉的正常生理现象。

太阳经脉偏盛，则发生厥逆、喘息、虚气上逆等症状，这是阴不足而阳有余，表里两经俱当用泻法，取足太阳经的束骨穴和足少阴经的太溪穴。阳明经脉偏盛，是太阳、少阳之气重并于阳明，当用泻阳补阴的治疗方法，当泻足阳明经的陷谷穴，补太阴经的太白穴。少阳经脉偏盛，是厥气上逆，所以阳跷脉前的少阳脉猝然盛大，当取足少阳经的临泣穴。少阳经脉偏盛而独至，就是少阳太过。太阴经脉鼓搏有力，应当细心地审查是否真脏脉至，若五脏之脉均气少，胃气又不平和，这是足太阴脾太过的缘故，应当用补阳泻阴的治疗方法，补足阳明之陷谷穴，泻足太阴之太白穴。

二阴经脉独盛，是少阴厥气上逆，而阳气并越于上，心、肝、脾、肺四脏受其影响，四脏之脉争张于外，病的根源在于肾，应治其表里的经络，泻足太阳经的经穴昆仑、络穴飞扬，补足少阴的经穴复溜，络穴大钟。一阴经脉偏盛，是厥阴所主，出现真气虚弱，心中酸痛不适的症状，厥气留于经脉与正气相搏而发为白汗，应该注意饮食调养和药物的治疗，如用针刺，当取厥阴经下部的太冲穴，以泄其邪。

黄帝说："太阳经的脉象是怎样的呢？"

岐伯说："其脉象似三阳之气浮盛于外，所以脉浮。"

黄帝说："少阳经的脉象是怎样的呢？"

岐伯说："其脉象似一阳之初生，滑而不实。"

黄帝说："阳明经的脉象是怎样的呢？"

岐伯说："其脉象大而浮。太阴经的脉象搏动，虽沉伏而指下仍搏击有力；少阴经的脉象搏动，是沉而不浮。"

热论篇第三十一

【原文】

黄帝问曰：今夫热病者，皆伤寒之类也。或愈或死，其死皆以六七日之间，其愈皆以十日以上者，何也？不知其解，愿闻其故。

岐伯对曰：巨阳者，诸阳之属也，其脉连于风府，故为诸阳主气也。人之伤于寒也，则为病热，热虽甚不死；其两感于寒①而病者，必不免于死。

帝曰：愿闻其状。

岐伯曰：伤寒一日，巨阳受之，故头项痛，腰脊强。二日阳明受之，阳明主肉，其脉侠鼻络于目，故身热目痛而鼻干，不得卧也。三日少阳受之，少阳主胆，其脉循胁络于耳，故胸胁痛而耳聋。三阳经络皆受其病，而未入于脏者，故可汗而已。四日太阴受之，太阴脉布胃中络于嗌，故腹满而嗌干。五日少阴受之，少阴脉贯肾络于肺，系舌本，故口燥舌干而渴。六日厥阴受之，厥阴脉循阴器而络于肝，故烦满而囊缩。三阴三阳，五脏六腑皆受病，荣卫不行，五脏不通，则死矣。

其不两感于寒者，七日巨阳病衰，头痛少愈；八日阳明病衰，身热少愈；九日少阳病衰，耳聋微闻；十日太阴病衰，腹减如故，则思饮食；十一日少阴病衰，渴止不满，舌干已而嚏；十二日厥阴病衰，囊纵少腹微下，大气②皆去，病日已矣。

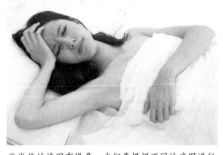

◎发热的诱因有很多，我们要根据不同的病因进行诊治

帝曰：治之奈何？

岐伯曰：治之各通其脏脉，病日衰已矣。其未满三日者，可汗而已；其满三日者，可泄而已。

帝曰：热病已愈，时有所遗者，何也？

岐伯曰：诸遗者，热甚而强食之，故有所遗也。若此者，皆病已衰，而热有所藏，因其谷气相薄，两热相合，故有所遗也。

帝曰：善，治遗奈何？

岐伯曰：视其虚实，调其逆从，可使必已矣。

帝曰：病热当何禁之？

岐伯曰：病热少愈，食肉则复，多食则遗，此其禁也。

帝曰：其病两感于寒者，其脉应与其病形何如？

岐伯曰：两感于寒者，病一日则巨阳与少阴俱病，则头痛口干而烦满；二日则阳明与太阴俱病，则腹满身热，不欲食谵言；三日则少阳与厥阴俱病，则耳聋囊缩而厥，水浆不入，不知人，六日死。

帝曰：五脏已伤，六腑不通，荣卫不行，如是之后，三日乃死，何也？

岐伯曰：阳明者，十二经脉之长也，其血气盛，故不知人，三日其气乃尽，故死矣。凡病伤寒而成温者，先夏至日者为病温，后夏至日者为病暑，暑当与汗皆出，勿止。

【注释】

①两感于寒：伤寒未愈，再感于寒，致脏腑阴阳俱受损伤，叫作两感于寒。
②大气：在本文指邪气。

【译解】

黄帝问道："现在所说的外感发热的疾病，都属于伤寒一类。其中有的痊愈，有的死亡，死亡的往往在六七日之间，痊愈的都在十日以上，这是什么道理呢？我不知如何解释，想听听其中的道理。"

岐伯回答说："太阳经为六经之长，统摄阳分，故诸阳皆隶属于太阳。太阳的经脉上连于风府，与督脉、阳维相会，循行于巅背之表，所以太阳为诸阳主气，主一身之表。人感受寒邪以后，就要发热，发热虽重，一般不会死亡；如果阴阳二经表里同时感受寒邪而发病，就难免于死亡了。"

黄帝说："我想知道伤寒的症状。"

岐伯说："伤寒病一日，为太阳经感受寒邪，足太阳经脉从头下来，侠脊抵腰中，所以头项痛，腰脊强直不舒。二日阳明经受病，阳明主肌肉，足阳明经脉挟鼻络于目，下行入腹，所以身热目痛而鼻干，不能安卧。三日少阳经受病，少阳主胆，足少阳经脉，循胁肋而上络于耳，所以胸胁痛而耳聋。若三阳经络皆受病，尚未入里入阴的，都可以发汗而愈。四日太阴经受病，足太阴经脉散布于胃中，上络于咽，所以腹中胀满而咽干。五日少阴经受病，足少阴经脉贯肾，络肺，上系舌本，所以口燥舌干而渴。六日厥阴经受病，足厥阴经脉环阴器而络于肝，所以烦闷而阴囊收缩。如果三阴三阳经脉和五脏六腑均受病，以致营卫不能运行，五脏之气不通，人就要死亡了。"

"如果病不是阴阳表里两感于寒邪的，则第七日太阳病减轻，头痛稍愈；八日阳明病衰，身热稍退；九日少阳病衰，耳聋将逐渐能听到声音；十日太阴病衰，腹满已消，恢复正常，而欲饮食；十一日少阴病衰，口不渴，腹不胀满，舌不干，能打喷嚏；十二日厥阴病衰，阴囊松弛，少腹部也觉得舒服。至此，大邪之气已去，病也逐渐痊愈。"

黄帝说："怎么治疗呢？"

岐伯说："治疗时，应根据病在何脏和经，分别予以施治，病将日渐衰退而愈。对这类病的治疗原则，一般病未满三日，而邪犹在表的，可发汗而愈；病已满三日，邪已入里的，可以泻下而愈。"

黄帝说："热病已经痊愈，常有余邪不尽，是什么原因呢？"

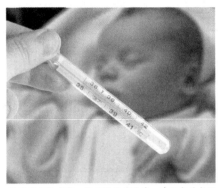

◎根据病的虚实，予以适当的治疗，采用或补或泻的方法，可使其病痊愈

岐伯说："凡是余邪不尽的，都是因为在发热较重的时候强进饮食，所以有余热遗留。像这样的病，都是病势虽然已经衰退，但尚有余热蕴藏于内，如勉强病人进食，则必因饮食不化而生热，与残存的余热相搏，则两热相合，又重新发热，所以有余热不尽的情况出现。"

黄帝说："好，怎样治疗余热不尽呢？"

岐伯说："应诊察病的虚实，或补或泻，予以适当的治疗，可使其病痊愈。"

黄帝说："发热的病人在护理上有什么禁忌呢？"

岐伯说："当病人热势稍衰的时候，吃了肉食，病即复发；如果饮食过多，则出现余热不尽，这都是热病所应当禁忌的。"

黄帝说："表里同伤于寒邪的两感证，其脉和症状是怎样的呢？"

岐伯说："阴阳两表里同时感受寒邪的两感证，第一日为太阳与少阴两经同时受病，其症状既有太阳的头痛，又有少阴的口干和烦闷；二日为阳明与太阴两经同时受病，其症状既有阳明的身热谵言妄语，又有太阴的腹满不欲食；三日为少阳与厥阴两经同时受病，其症状既有少阳之耳聋，又有厥阴的阴囊收缩和四肢发冷。如果病势发展至水浆不入、神昏不知人的程度，到第六天便死亡了。"

黄帝说："病已发展至五脏已伤，六腑不通，荣卫不行，像这样的病，要三日以后死亡，是什么道理呢？"

岐伯说："阳明为十二经之长，此经脉的气血最盛，所以病人容易神志昏迷。三日以后，阳明的气血已经竭尽，所以就要死亡。"

大凡伤于寒邪而成为温热病的，病发于夏至日以前的就称之为温病，病发于夏至日以后的就称之为暑病。暑病汗出，可使暑热从汗散泄，所以暑病汗出，不要止汗。

疟篇第三十五

【原文】

黄帝问曰：夫痎疟皆生于风，其蓄作有时者何也？

岐伯对曰：疟之始发也。先起于毫毛，伸欠乃作，寒慄鼓颔，腰脊俱痛，寒去则内外皆热，头痛如破，渴欲冷饮。

帝曰：何气使然？愿闻其道。

岐伯曰：阴阳上下交争，虚实更作，阴阳相移也。阳并于阴，则阴实而阳虚，阳明虚，则寒慄鼓颔也；巨阳虚，则腰背头项痛；三阳俱虚，则阴气胜，阴气胜则骨寒而痛；寒生于内，故中外皆寒；阳盛则外热，阴虚则内热，外内皆热则喘而渴，故欲冷饮也。

此皆得之夏伤于暑，热气盛，藏于皮肤之内，肠胃之外，此荣气之所舍也。此令人汗空疏，腠理开，因得秋气，汗出遇风，及得之以浴，水气舍于皮肤之内，与卫气并居。卫气者，昼日行于阳，夜行于阴，此气得阳而外出，得阴而内薄，内外相薄，是以日作。

帝曰：其间日而作者何也？

岐伯曰：其气之舍深，内薄于阴，阳气独发，阴邪内著，阴与阳争不得出，是以间日而作也。

帝曰：善。其作日晏与其日早者，何气使然？

岐伯曰：邪气客于风府，循膂①而下，卫气一日一夜大会于风府，其明日日下一节，故其作也晏②，此先客于脊背也。每至于风府则腠理开，腠理开则邪气入，邪气入则病作。以此日作稍益晏也。其出于风府，日下一节，二十五日下至骶骨，二十六日入于脊内，注于伏膂③之脉；其气上行，九日出于缺盆之中，其气日高，故作日益早也。其间日发者，由邪气内薄于五脏，横连募原④也。其道远，其气深，其行迟，不能与卫气俱行，不得皆出，故间日乃作也。

帝曰：夫子言卫气每至于风府，腠理乃发，发则邪气入，入则病作。今卫气日下一节，其气之发也，不当风府，其日作者奈何？

岐伯曰：此邪气客于头项循膂而下者也，故虚实不同，邪中异所，则不得当其风府也。故邪中于头项者，气至头项而病；中于背者，气至背而病；中于腰脊者，气至腰脊而病；中于手足者，气至手足而病。卫气之所在，与邪气相合，则病作。故风无常府，卫气之所发，必开其腠理，邪气之所合，则其府也。

帝曰：善。夫风之与疟也，相似同类，而风独常在，疟得有时而休者何也？

岐伯曰：风气留其处。故常在，疟气随经络沉以内薄，故卫气应乃作。

帝曰：疟先寒而后热者，何也？

岐伯曰：夏伤于大暑，其汗大出，腠理开发，因遇夏气凄沧之水寒，藏于腠理皮肤之中。秋伤于风，则病成矣。夫寒者，阴气也，风者，阳气也，先伤于寒而后伤于风，故先寒而后热也，病以时作，名曰寒疟。

帝曰：先热而后寒者，何也？

岐伯曰：此先伤于风而后伤于寒，故先热而后寒也，亦以时作，名曰温疟。其但热而不寒者，阴气先绝，阳气独发，则少气烦冤，手足热而欲呕，名曰瘅疟。

帝曰：夫经言有余者泻之，不足者补之。今热为有余，寒为不足。夫疟者之寒，汤火不能温也，及其热，冰水不能寒也，此皆有余不足之类。当此之时，良工不能止，必须其自衰，乃刺之，其故何也？愿闻其说。

岐伯曰：经言无刺熇熇⑤之热，无刺浑浑之脉，无刺漉漉⑥之汗，故为其病逆，未可治也。夫疟之始发也，阳气并于阴，当是之时，阳虚而阴盛，外无气，故先寒栗也。阴气逆极，则复出之阳，阳与阴复并于外，则阴虚而阳实，故先热而渴。夫疟气者，并于阳则阳胜，并于阴则阴胜，阴胜则寒，阳胜则热。疟者，风寒之气不常也，病极则复。

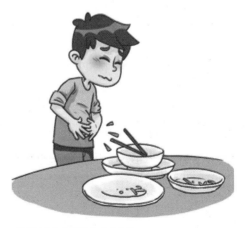

◎80%以上的病都是吃出来的

至病之发也，如火之热，如风雨不可当也。故经言曰：方其盛时，勿敢毁伤，因其衰也，事必大昌，此之谓也。夫疟之未发也，阴未并阳，阳未并阴，因而调之，真气得安，邪气乃亡，故工不能治其已发，为其气逆也。

帝曰：善。攻之奈何？早晏何如？

岐伯曰：疟之且发也，阴阳之且移也，必从四末始也。阳已伤，阴从之，故先其时坚束其处，令邪气不得入，阴气不得出，审候见之，在孙络盛坚而血者皆取之，此真往而未得并者也。

帝曰：疟不发，其应何如？

岐伯曰：疟气者，必更盛更虚，当气之所在也，病在阳，则热而脉躁；在阴，则寒而脉静；极则阴阳俱衰。卫气相离，故病得休；卫气集，则复病也。

帝曰：时有间二日或至数日发，或渴或不渴，其故何也？

岐伯曰：其间日者，邪气与卫气客于六腑，而有时相失，不能相得，故休数日乃作也。疟者，阴阳更胜也，或甚或不甚，故或渴或不渴。

帝曰：论言"夏伤于暑，秋必病疟"，今疟不必应者，何也？

岐伯曰：此应四时者也。其病异形者，反四时也。其以秋病者寒甚，以冬病者寒不甚，以春病者恶风，以夏病者多汗。

帝曰：夫病温疟与寒疟而皆安舍，舍于何脏？

岐伯曰：温疟者，得之冬中于风，寒气藏于骨髓之中，至春则阳气大发，邪气不能自出，因遇大暑，脑髓烁，肌肉消，腠理发泄，或有所用力，邪气与汗皆出，此病藏于肾，其气先从内出之于外也。如是者，阴虚而阳盛，阳盛则热矣，衰则气复反入，入则阳虚，阳虚则寒矣。故先热而后寒，名曰温疟。

帝曰：瘅疟何如？

岐伯曰：瘅疟者，肺素有热。气盛于身，厥逆上冲，中气实而不外泄，因有所用力，腠理开。风寒舍于皮肤之内、分肉之间而发，发则阳气盛，阳气盛而不衰则病矣。其气不及于阴，故但热而不寒，气内藏于心，而外舍于分肉之间，令人消烁脱肉，故命曰瘅疟。

帝曰：善。

【注释】

①膂：在本文指脊骨说的。②晏：当晚字讲。③伏膂：即伏冲脉。④募原：即膜原，为脏腑之间的系膜。⑤熇熇：熇音贺，热盛貌。⑥潝潝：潝音鹿，水流貌。

【译解】

黄帝问道："一般来说，疟疾都是由于感受了风邪而引起的，它的休作有一定时间，这是什么道理？"

岐伯回答说："疟疾开始发作的时候，先起于毫毛竖立，继而四体不舒，欲得引申，呵欠连连，乃至寒冷发抖，下颌鼓动，腰脊疼痛；及至寒冷过去，便是全身内外发热，头痛有如破裂，口渴喜欢冷饮。"

黄帝道："这是什么原因引起的？请说明它的道理。"

岐伯说："这是由于阴阳上下相争，虚实交替而作，阴阳虚实相互移易转化的关系。阳气并入于阴分，使阴气实而阳气虚，阳明经气虚，就寒冷发抖乃至两颌鼓动；太阳经气虚便腰背头项疼痛；三阳经气都虚，则阴气盛，阴气盛则骨节寒冷而疼痛，寒从内生，所以内外都觉得寒冷。阳主外，阳盛就发生外热；阴主内，阴虚就发生内热，因此外内都发热，热甚的时候就气喘口渴，所以喜欢冷饮。这都是由于夏天伤于暑气，热气过盛，并留藏于皮肤之内，肠胃之外，亦即邪气居留在荣气的处所。由于暑热内伏，使人汗孔疏松，腠理开泄，一遇秋凉，汗出而感受风邪，或者由于洗澡时感受水气，风邪水气停留于皮肤之内，与卫气相合并居于卫气流行的所在；而卫气白天行于阳分，夜里行于阴分，邪气也随之循行于阳分时则外出，循行于阴分时则内搏，阴阳内外相搏，所以每日发作。"

黄帝道："疟疾有隔日发作，为什么？"

岐伯说："因为邪气舍留之处较深，向内迫近于阴分，致使阳气独行于外，而阴分之邪留着于里，阴与阳相争而不能即出，所以隔一天才发作一次。"

黄帝道："讲得好！疟疾发作的时间，有逐日推迟，或逐日提前的，是什么缘故？"

岐伯说："邪气从风府穴侵入后，循脊骨逐日逐节下移，卫气是一昼夜会于风府，而邪气却每日向下移行一节，所以其发作时间也就迟一天，这是由于邪气先侵袭于脊骨的关系。每当卫气会于风府时，则腠理开发，腠理开发则邪气侵入，邪气侵入与卫气交争，病就发作，因邪气日下一节，所以发病时间就日益推迟了。这种邪气侵袭风府，逐日下移一节而发病的，约经二十五日，邪气下行至骶骨；二十六日，又入于脊内，而流注于伏冲脉；再沿冲脉上行，至九日上至于缺盆之中。因为邪气日渐上升，所以发病的时间也就一天早一天。至于隔一天发病一次的，是因为邪气内迫与五脏，横连与膜原，它所行走的道路较远，邪气深藏，循行迟缓，不能和卫气并行，邪气与卫气不得同时皆出，所以隔一天才能发作一次。"

黄帝道："您说卫气每至于风府时，腠理开发，邪气乘机袭入，邪气入则病发作。现在又说卫气与邪气相遇的部位每日下行一节，那么发病时，邪气就不恰在于风府，而能每日发作一次，是何道理？"

岐伯说："以上是指邪气侵入于头项，循着脊骨而下说的，但人体各部分的虚实不同，而邪气侵犯的部位也不一样，所以邪气所侵，不一定都在风府穴处。例如：邪中于头顶的，卫气行至头顶而病发；邪中于背部的，卫气行至背部而病发；邪中于腰脊的，卫气行至腰脊而病发；邪中于手足的，卫气行至手足而病发；凡卫气所行之处，和邪气相合，那病就要发作。所以说风邪侵袭人体没有一定的部位，只要卫气与之相应，腠理开发，邪气得以相合，这就是邪气侵入的地方，也就是发病的所在。"

黄帝道："讲得好！风病和疟疾相似而同属一类，为什么风病的症状持续常在，而疟疾却发作有休止呢？"

岐伯说："风邪为病是稽留于所中之处，所以症状持续常在；疟邪则是随着经络循行，深入体内，必须与卫气相遇，病才发作。"

黄帝道："疟疾发作有先寒而后热的，为什么？"

岐伯说："夏天感受了严重的暑气，便留藏在腠理皮肤之中，到秋天又伤了风邪，就成为疟疾了。所以水寒，是一种阴气，风邪是一种阳气。先伤于水寒之气，后伤于风邪，所以先寒而后热，病的发作有一定的时间，这就叫寒疟。"

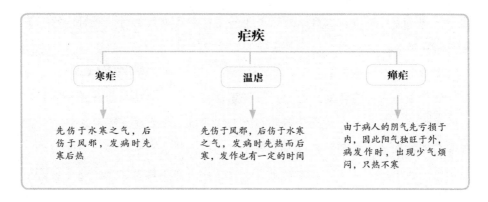

黄帝道："有一种先热而后寒的，为什么？"

岐伯说："这是先伤于风邪，后伤于水寒之气，所以先热而后寒，发作也有一定的时间，这就叫温疟。还有一种只发热而不恶寒的，这是由于病人的阴气先亏损于内，因此阳气独旺于外，病发作时，出现少气烦闷，手足发热，要想呕吐，这就叫瘅疟。"

黄帝道："医经上说有余的应当泻，不足的应当补。今发热是有余，发冷是不足。而疟疾的寒冷，虽然用热水或向火，亦不能使之温暖，及至发热，即使用冰水，也不能使之凉爽。这些寒热都是有余不足之类。但当其发冷、发热的时候，良医也无法制止，必须待其病势自行衰退之后，才可以施用刺法治疗，这是什么缘故？请你告诉我。"

岐伯说："医经上说过，有高热时不能刺，脉搏纷乱时不能刺，汗出不止时不能刺，因为这正当邪盛气逆的时候，所以未可立即治疗。疟疾刚开始发作，阳气并于阴分，此时阳虚而阴盛，外表阳气虚，所以先寒冷发抖；至阴气逆乱已极，势必复出于阳分，于是阳气与阴气相并于外，此时阴分虚而阳分实，所以先热而口渴。因为疟疾并与阳分则阳气胜，并于阴分则阴气胜；阴气胜则发寒，阳气胜则发热。由于疟疾感受的风寒之气变化无常，所以其发作至阴阳之气俱逆极时，则寒热休止，停一段时间，又重复发作。当其病发作的时候，像火一样的猛烈，如狂风暴雨一样迅不可当。所以医经上说：当邪气盛极的时候，不可攻邪，攻之则正气也必然受伤，应该乘邪气衰退的时候而攻之，必然获得成功，便是这个意思。因此治疗疟疾，应在未发的时候，阴气尚未并于阳分，阳气尚未并于阴分，便进行适当的治疗，则正气不至于受伤，而邪气可以消灭。所以医生不能在疟疾发病的时候进行治疗，就是因为此时正当正气和邪气交争逆乱的缘故。"

黄帝道："讲得好！疟疾究竟怎样治疗？时间的早晚应如何掌握？"

岐伯说："疟疾将发，正是阴阳将要相移之时，它必从四肢开始。若阳气已被邪伤，则阴分也必将受到邪气的影响，所以只有在未发病之先，以索劳缚其四肢末端，使邪气不得入，阴气不得出，两者不能相移；劳缚以后，审察络脉的情况，见其孙络充实而瘀血的部分，都要刺出其血。这是当真气尚未与邪气相并之前的一种'迎而夺之'的治法。"

黄帝道："疟疾在不发作的时候，它的情况应该怎样？"

岐伯说："疟气留舍于人体，必然使阴阳虚实，更替而作。当邪气所在的地方是阳分，则发热而脉搏躁急；病在阴分，则发冷而脉搏较静；病到极期，则阴阳二气都已衰惫，卫气和邪气互相分离，病就暂时休止；若卫气和邪气再相遇合，则病又发作了。"

黄帝道："有些疟疾隔二日，或甚隔数日发作一次，发作时有的口渴，有的不渴，是什么缘故？"

岐伯说："其所以隔几天再发作，是因为邪气与卫气相会于风府的时间不一致，有时不能相遇，不得皆出，所以停几天才发作。疟疾发病，是由于阴阳更替相胜，但其中程度上也有轻重不同，所以有的口渴，有的不渴。"

黄帝道："医经上说'夏伤于暑，秋必病疟'，而有些疟疾，并不是这样，是什么道理？"

岐伯说："夏伤于暑，秋必病疟，这是指和四时发病规律相应而言的。亦有些疟疾形症不同，与四时发病规律相反的。如发于秋天的，寒冷较重；发于冬天的，寒冷较轻；发于春天的，多恶风；发于夏天的，汗出得很多。"

黄帝道："有病温疟和寒疟，邪气如何侵入？逗留在哪一脏？"

岐伯说："温疟是由于冬天感受风寒，邪气留藏在骨髓之中，虽到春天阳气生发活泼，邪气仍不能自行外出，乃至夏天，因夏热炽盛，使人精神倦怠，脑髓消烁，肌肉消瘦腠理发泄，皮肤空疏，或由于劳力过甚，邪气才乘虚与汗一齐外出。这种病邪原是伏藏于肾，故其发作时，是邪气从内而于外。这样的病，阴气先虚，而阳气偏盛，阳盛就发热，热极之时，则邪气又回入于阴，邪入于阴则阳气又虚，阳气虚便出现寒冷，所以这种病是先热而后寒，名叫温疟。"

黄帝道："瘅疟的情况怎样？"

岐伯说："瘅疟是由于肺脏素来有热，肺气壅盛，气逆而上冲，以致胸中气实，不能发泄，适因劳力之后，腠理开泄，风寒之邪便乘机侵袭于皮肤之内、肌肉之间而发病，发病则阳气偏盛，阳气盛而不见衰减，于是病就但热不寒了。为什么不寒？因邪气不入于阴分，所以但热而不恶寒，这种病邪内伏于心脏，而外出则流连于肌肉之间，能使人肌肉瘦削，所以名叫瘅疟。"

黄帝道："讲得好！"

咳论篇第三十八

【原文】

黄帝问曰：肺之令人咳，何也？

岐伯对曰：五脏六腑皆令人咳，非独肺也。

帝曰：愿闻其状。

岐伯曰：皮毛者，肺之合也，皮毛先受邪气，邪气以从其合也。其寒饮食入胃，从肺脉上至于肺，则肺寒，肺寒则外内合邪，因而客之，则为肺咳。五脏各以其时受病，非其时，各传以与之。人与天地相参，故五脏各以治时，感于寒则受病，微则为咳，甚者为泄为痛。乘秋则肺先受邪，乘春则肝先受之，乘夏则心先受之，乘至阴则脾先受之，乘冬则肾先受之。

帝曰：何以异之？

岐伯曰：肺咳之状，咳而喘息有音，甚则唾血。心咳之状，咳则心痛，喉中介介①如梗状，甚则咽肿喉痹。肝咳之状，咳则两胁下痛，甚则不可以转，转则两胠②下满。脾咳之状，咳则右胁下痛，阴阴③引肩背，甚则不可以动，动则咳剧。肾咳之状，咳则腰背相引而痛，甚则咳涎。

帝曰：六腑之咳奈何？安所受病？

岐伯曰：五脏之久咳，乃移于六腑。脾咳不已，则胃受之；胃咳之状，咳而呕，呕甚则长虫出。肝咳不已，则胆受之，胆咳之状，咳呕胆汁。肺咳不已，则大肠受之；大肠咳状，咳而遗失④。心咳不已，则小肠受之；小肠咳状，咳而失气，气与咳俱失。肾咳不已，则膀胱受之；膀胱咳状，咳而遗溺。久咳不已，则三焦受之；三焦咳状，咳而腹满，不欲食饮。此皆聚于胃，关于肺，使人多涕唾而面浮肿气逆也。

帝曰：治之奈何？

岐伯曰：治脏者治其俞，治腑者治其合，浮肿者治其经。

帝曰：善。

【注释】

①介介：强直之象，乃形容喉中如有物阻塞的现象。②胠：即胁下。③阴阴：即隐隐之意。④遗失：失与矢同，就是大便不禁。

【译解】

黄帝问道："肺脏有病，能使人咳嗽，这是什么道理？"

岐伯回答说："五脏六腑有病，都能使人咳嗽，不单是肺病如此。"

黄帝说："请告诉我各种咳嗽的症状。"

岐伯说："皮毛与肺是相配合的，皮毛先感受了外邪，邪气就会影响到肺脏。再由于吃了寒冷的饮食，寒气在胃循着肺脉上于肺，引起肺寒，这样就使内外寒邪相合，停留于肺脏，从而成为肺咳。这是肺咳的情况。至于五脏六腑之咳，是五脏各在其所主的时令受病，并非在肺所主时受病，而是各脏之病传给肺的。人和自然界是相应的，故五脏在其所主的时令受了寒邪，便能得病，若轻微的，则发生咳嗽，严重的，寒气入里就成为腹泻、

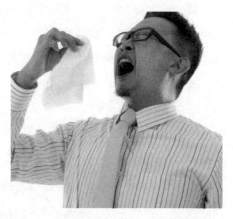

◎中医认为，皮感外邪，又饮食寒冷的食物就会引起咳嗽

腹痛。所以当秋天的时候，肺先受邪；当春天的时候，肝先受邪；当夏天的时候，心先受邪；当长夏太阴主时，脾先受邪；当冬天的时候，肾先受邪。"

黄帝道："这些咳嗽怎样鉴别呢？"

岐伯说："肺咳的症状，咳而气喘，呼吸有声，甚至唾血。心咳的症状，咳则心痛，喉中好像有东西一样，甚至咽喉肿痛闭塞。肝咳的症状，咳则两侧胁肋下疼痛，甚至痛得不能转侧，转侧则两胁下胀满。脾咳的症状，咳则右胁下疼痛，并隐隐然疼痛牵引肩背，甚至不可以动，一动就会使咳嗽加剧。肾咳的症状，咳则腰背互相牵引作痛，甚至咳吐痰涎。"

黄帝道："六腑咳嗽的症状如何？是怎样受病的？"

岐伯说："五脏咳嗽日久不愈，就要传移于六腑。例如脾咳不愈，则胃就受病；胃咳的症状，咳而呕吐，甚至呕出蛔虫。肝咳不愈，则胆就受病，胆咳的症状是咳而呕吐胆汁。肺咳不愈，则大肠受病，大肠咳的症状，咳而大便失禁。心咳不愈，则小肠受病，小肠咳的症状是咳而排气，而且往往是咳嗽与排气同时出现。肾咳不愈，则膀胱受病；膀胱咳的症状，咳而遗尿。以上各种咳嗽，如经久不愈，则使三焦受病，三焦咳的症状，咳而腹满，不想饮食。凡此咳嗽，不论由于哪一脏腑的病变，其寒邪必聚于胃，并循着肺的经脉而影响及肺，才能使人多痰涕，面部浮肿，咳嗽气逆。"

黄帝道："治疗的方法怎样？"

岐伯说："治五脏的咳，取其俞穴；治六腑的咳，取其合穴；凡咳而浮肿的，可取有关脏腑的经穴而分治之。"

黄帝道："讲得好！"

经络论篇第五十七

【原文】

黄帝问曰：夫络脉之见也，其五色各异，青黄赤白黑不同，其故何也？

岐伯对曰：经有常色，而络无常变也。

帝曰：经之常色何如？

岐伯曰：心赤，肺白、肝青、脾黄、肾黑，皆亦应其经脉之色也。

帝曰：络之阴阳，亦应其经乎？

岐伯曰：阴络之色应其经，阳络之色变无常，随四时而行也。寒多则凝泣，凝泣则青黑；热多则淖泽①，淖泽则黄赤；此皆常色，谓之无病，五色具见者，谓之寒热。

帝曰：善。

【注释】

①淖泽：浓厚滑润。

【译解】

黄帝问道："络脉显露在外面，五色各不相同，有青、黄、赤、白、黑的不同，这是什么缘故呢？"

岐伯回答说："经脉的颜色是不变的，而络脉则没有常色，容易变动。"

黄帝说："经脉的常色是怎样的呢？"

岐伯说："心主赤、肺主白、肝主青、脾主黄、肾主黑，这些都是与其所属经脉的常色相应的。"

黄帝说："阴络与阳络，也与其经脉的主色相应吗？"

岐伯说："阴络的颜色与其经脉相应，阳络的颜色则变化无常，它是随着四时的变化而变化的。寒气多时则气血运行迟滞，因而多出现青黑之色；热气多时则气血运行滑利，因而多出现黄赤的颜色。这都是正常的，是无病的表现。如果体表络脉上五色同时出现，则是患有寒热病的缘故。"

黄帝道："讲得好。"

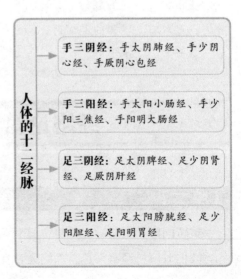

人体的十二经脉

手三阴经：手太阴肺经、手少阴心经、手厥阴心包经

手三阳经：手太阳小肠经、手少阳三焦经、手阳明大肠经

足三阴经：足太阴脾经、足少阴肾经、足厥阴肝经

足三阳经：足太阳膀胱经、足少阳胆经、足阳明胃经

灵枢

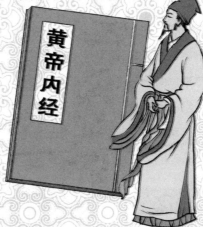

九针十二原第一

【原文】

黄帝问于岐伯曰：余子万民，养百姓而收其租税。余哀其不给，而属有疾病。余欲勿使被毒药①，无用砭石，欲以微针通其经脉，调其血气，营其逆顺出入之会。令可传于后世，必明为之法。令终而不灭，久而不绝，易用难忘，为之经纪。异其章，别其表里，为之终始。令各有形，先立针经。愿闻其情。

【注释】

①毒药：古人将一般可以治疗疾病的药石通称为毒药。

【译解】

黄帝问岐伯说："我怜爱万民，亲养百姓，并向他们征收租税。我哀怜他们生活尚难自给，还不时为疾病所苦。我想不采用服药物和砭石的治法，而是用微针，以疏通经脉，调理气血，增强经脉气血的逆顺出入来治疗疾病。同时，为了把这种疗法流传到后世去，就必须明确地制定出使用法则，而使它永远不会湮没，历久而不失传；并且这个法则还应该是容易运用而不容易忘记的，要做到这一点，就必须使其有纲有纪。清楚地分出章节，辨明表里关系，确定气血终而复始的循行规律。而所用的针具也都要交代出具体的形状。为此，我想综合以上的问题先著一部针经。现在，我想听听你对于这个问题的意见。"

【原文】

岐伯答曰：臣请推而次之，令有纲纪，始于一，终于九焉。请言其道。小针①之要，易陈而难入。粗守形，工守神。神乎神，客在门，未睹其疾，恶知其原？刺之微，在速迟，粗守关，上守机，机之动，不离其空②，空中之机，清静而微，其来不可逢，其往不可追。知机之道者，不可挂以发，不知机道，叩之不发，知其往来，要与之期，粗之暗乎，妙哉工独有之。往者为逆，来者为顺，明知逆顺，正行无间。逆而夺之，恶得无虚？追而济之，恶得无实？迎之随之，以意和之，针道毕矣。

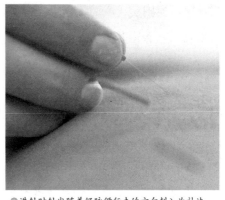

◎进针时针尖随着经脉循行去的方向刺入为补法

【注释】

①小针：亦称微针，即现代所用的毫针。②空：即孔穴，也就是穴位。

【译解】

　　岐伯答道："让我按次序，从小针开始，直到九针，说说其中的道理。小针治病，容易掌握，但要达到精妙的地步却很困难。低水平的医生死守形迹，高明的医生则能根据病情的变化来加以针治。神奇啊！气血循行于经脉，出入有一定的门户，病邪也可从这些门户侵入体内。没有认清疾病，怎么能了解产生疾病的原因呢？针刺的奥妙，在于针刺的快慢。医生仅仅死守四肢关节附近的固定穴位，而针治高手却能观察经气的动静和气机变化，经气的循行，不离孔穴，孔穴里蕴含的玄机，并且还能了解客居在人体内的外邪往来出入的门户所在。要知道，没有看出疾病的性质，怎么能知道疾病的来源，而给以适当的治疗呢？至于针刺的微妙作用，关键在于正确使用除疾的不同手法。劣医昏昧无知，只有大医才能体察它的奥妙。正气去者叫作逆，正气来复叫作顺，明白逆顺之理。就可以大胆直刺而不必犹豫不决了。正气已虚，反用泻法，怎么会不更虚呢？邪气正盛，反用补法，怎么会不更实呢？迎其邪而泻，随其去而补，用心体察其中的奥妙，针刺之道也就尽在其中了。"

【原文】

　　凡用针者，虚则实之，满则泄之，菀陈①则除之，邪胜则虚之。《大要》

曰：徐而疾则实，疾而徐则虚。言实与虚，若有若无，察后与先，若存若亡，为虚与实，若得若失。

【注释】

①菀陈：菀，同"郁"。菀陈，即血郁积日久的意思。

【译解】

凡在针刺时，正气虚弱则应用补法，邪气盛实则用泻法，气血瘀结的给予破除，邪气胜的则用攻邪法。《大要》说：进针慢而出针快并急按针孔的为补法，进针快而出针慢不按针孔的为泻法。这里所说的补和泻，应为似有感觉又好像没有感觉；考察气的先至与后至，以决定留针或去针。无论是用补法还是用泻法，都要使患者感到补之若有所得，泻之若有所失。

【原文】

虚实之要，九针最妙，补泻之时，以针为之。泻曰：必持内之①，放而出之，排阳得针②，邪气得泄。按而引针，是谓内盈③。血不得散，气不得出也。补曰随之，随之意若妄之，若行若按，如蚊虻止，如留如还，去如弦绝，令左属右④，其气故止，外门已闭，中气乃实，必无留血，急取诛之。

【注释】

①必持内之：内，作"纳"字解。②排阳得针：指皮肤的浅表部。即摇大针孔，以利邪气泄出。③内盈：指气血蕴蓄于内。④令左属右：即右手出针，左手随即按压针孔的意思。

【译解】

虚实补泻的要点，以九针最为有效。补或泻都可用针刺实现。所谓泻法，指的是要很快持针刺入，得气后，摇大针孔，转而出针，排出表阳，以泄去邪气。如果病症当用泻法，而反用按住针孔后出针的手法，就会使血气怫郁在内，这就是一般所说的内温。内温会造成瘀血不得泄散，邪气不得外出的后果。所谓补的手法，主要是随着经气将去的方向而进针，以补其气。像这样在气去之后随之行针，医者的意念、手法可轻松随意。而在行针导气和按穴下针时，又要非常轻巧，如同蚊子用尖锐的嘴叮在皮肤上一样，似有似无。在留针与出针时，更要像蚊子叮完皮肤后，悄然飞去，而感觉上好像它仍旧停留在那里那样的轻妙。出针时，又要像箭离开了弓弦那样干脆与迅疾。针入皮肤，候气之时，仿佛停留徘徊；得气之后，急速出针，如箭离弦，右手出针，左手急按针孔，经气会因此而留止，针孔已闭，中气仍然会充实，也不会有瘀血停留，若有瘀血，应及时除去。

【原文】

持针之道，坚者为宝。正指直刺，无针左右。神在秋毫，属意病者。审视血脉者，刺之无殆。方刺之时，必在悬阳①及与两卫②。神属勿去，知病存亡。血脉者，在腧横居，视之独澄，切之独坚。

【注释】

①悬阳：卫气居表而属阳，固护于外，如太阳之悬挂在天，故称悬阳。②两卫：脾所主之肌肉为脏腑的外卫，卫气循行皮肤之中，为表之外卫，二者合称两卫。

【译解】

持针的方法，紧握而有力最为贵。对准腧穴，端正直刺，针体不可偏左偏右。进针时用右手拇、食、中三指夹持针具，要直针而下，切不可偏左或偏右。在操作过程中，必须聚精会神于针下的感觉，明察秋毫。同时还要凝神注意病者神态的变化，并细心观察病人血脉的虚实，唯有这样去进行针刺，才不致发生不良的后果。刚开始针刺的时候，必先刺到表阳所主

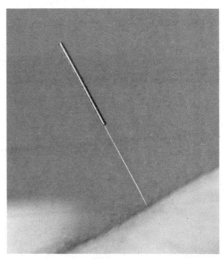

◎针身与皮肤表面呈90°角或接近垂直刺入，针体不可偏左偏右

的卫分，然后再刺到脾阴所主的肌肉；由此体察病者的神气及其各脏腑的气是否有散失，则可知道疾病的存在或消失。至于血脉横结在经穴之间的病症，更是可以观察清楚的，而用手去按切时，由于外邪的结聚，有病的部位必然显得特别坚实。

【原文】

九针之名，各不同形。一曰镵针①，长一寸六分；二曰员针，长一寸六分；三曰鍉针，长三寸半；四曰锋针，长一寸六分；五曰铍针②，长四寸，广二分半；六曰员利针，长一寸六分；七曰毫针，长三寸六分；八曰长针，长七寸；九曰大针，长四寸。镵针者，头大末锐，去泻阳气。员针者，针如卵形，揩摩分间，不得伤肌肉，以泻分气。鍉针者，锋如黍粟之锐，主按脉勿陷，以致其气。锋针者，刃三隅，以发痼疾。铍针者，末如剑锋，以取大脓。员利针者，大如氂③，且员且锐，中身微大，以取暴气。毫针者，尖如蚊虻喙，静以徐往，微以久留之而养，以取痛痹。长针者，锋利身薄，可以取远痹。大针者，尖如梃④。其锋微员，以泻机关之水也。九针毕矣。

【注释】

①镵针：镵，锐也。即针尖非常尖锐的针。②铍针：铍音劈。即剑形针具。③大如氂：氂，音毛，指长毛，牦牛尾之毛。④尖如梃：梃，音艇，作杖解。

【译解】

九针的形状依据名称的不同而各有不同：第一种叫作镵针，长一寸六分；第二种叫员针，长一寸六分；第三种是鍉针，长三寸半；第四种叫锋针，长一寸六分；第五种叫铍针，长四寸，宽二分半；第六种叫员利针，长一寸六分；第七种叫毫针，长三寸六分；第八种叫长针，长七寸；第九种叫大针，长四寸；镵针，头大而针尖锐利，浅刺可以泻肌表阳气；员针，针形如卵，用以在肌肉之间按摩，不会损伤肌肉，却能疏泄肌肉之间的邪气；鍉针，其锋如季粟粒一样做圆，用于按压经脉，不会陷入皮肤内，所以可以引正气祛邪气；锋针，三面有刃，可以用来治疗顽固的旧疾；铍针，针尖像剑锋一样锐利，可以用

名称	形状	用途
镵针	长一寸六分，头大而针尖锐利	泻肌表邪火
员针	长一寸六分，针形如卵	疏泄肌肉之间的邪气
锃针	长三寸半，其锋如小米粒一样微圆而尖	按摩经脉，疏通气血
锋针	长一寸六分，三面有刃	治疗顽固的旧疾
铍针	长四寸，针尖像剑锋一样锐利	刺痈排脓
员利针	长一寸六分，针尖像长毛，针的中部稍粗	治疗急性病
毫针	长三寸六分，针形像蚊虻的嘴	治疗痛痹
长针	长七寸，针尖锐利，针身细长	治疗日月已久的痹证
大针	长四寸，针尖像折断后的竹苈，其锋稍圆	泻导关节积水

来刺痈排脓；员利针，针尖像长毛，圆而锐利，针的中部稍粗，可以用来治疗急性病；毫针，针就像蚊子的嘴，可以轻微地刺入皮肉，轻微提插而留针，正气可以得到充养，邪气尽散，出针养神，可以治疗痛痹；长针，针尖锐利，针身细长，可以用来治疗日月已久的痹证；大针，针尖像折断后的竹苈，其锋稍圆，可以用来泻去关节积水。关于九针的情况大致就是这样的。

九针的名称、形状与主治作用，都尽在于此了。

【原文】

夫气之在脉也，邪气在上，浊气在中，清气在下。故针陷脉①则邪气出，针中脉则浊气出，针太深则邪气反沉，病益。故曰：皮肉筋脉各有所处，病各有所宜，各不同形，各以任其所宜，无实无虚。损不足而益有余，是谓甚病，病益甚。取五脉者死，取三脉者恇②夺阴者死，夺阳者狂，针害毕矣。

【注释】

①陷脉：指孔穴在筋骨陷中而言。②取三脉者恇：即形体衰败的意思。此言泻手足三阳脉，必致形气虚弱。

【译解】

说到邪气侵犯经脉引起疾病的情况一般是这样的，贼风邪气，常常由头部侵入，所以说邪气在上；由饮食不节所致的浊气，往往滞留在肠胃，所以说浊气在中；清冷寒湿之邪，大多从足部侵入，所以说清气在下。在针刺的时候，上部取筋骨陷中的各经腧穴，则能使贼风邪气随针而出。针刺中土的经脉（指足阳明胃经），就可以排除滞留在肠胃中的浊气。凡是病在浅表的，都不宜深刺；如果刺得过深，邪气反而会随之深入，而加重病情。所以说皮、肉、筋、脉各有自己一定的部位，而每种病也各有与之相适应的治疗方法。九针之形状各不相同，各有其适应的病症，要根据病情适当选用。实证不可以用补法，虚证不可以用泻法。如果正气不足的反用了泻法，或是邪气有余的反用了补法，就会使病情更趋严重，这就是所谓的病上加病。在病重的时候，如果误泻了五脏阴经的经气，就会造成死亡；而如果误泻了六腑阳经的经气，就使病人形体衰败，难以恢复。误泻阴经，使脏气耗竭，就会导致死亡；误泻阳经，损耗阳气，就会使人发狂。这些都是误用补泻的害处。

【原文】

刺之而气不至，无问其数。刺之而气至，乃去之，勿复针。针各有所宜，各不同形，各任其所。为刺之要，气至而有效，效之信，若风之吹云，明乎若见苍天，刺之道毕矣。

黄帝曰：愿闻五脏六腑所出之处。

岐伯曰：五脏五腧，五五二十五腧，六腑六腧，六六三十六腧，经脉十二，络脉十五，凡二十七气，以上下，所出为井，所溜为荥，所注为输，所行为经，所入为合，二十七气所行，皆在五腧也。节之交，三百六十五会，知其要者，一言而终，不知其要，流散无穷。所言节者，神气之所游行出入也，非皮肉筋骨也。

【译解】

进针之后，如果没有得气的感觉，就说明"气"还没有"至"，应当继续施行手法，而不需拘泥于手法的次数，总之，以达到"气至"为度。如进针之后，有了得气的感觉（即"气至"）就可以出针，不需再行针刺和留针了。九针各有它的适应证，因而针的形状也各不相同，要根据病情选用，才能适合需要。针刺的要领，就在于达到气至，有了"气至"的感觉就表明有了疗效。疗效确切的，就好像风吹云散，立刻明朗地看到了青天一样。针刺的主要道理，就完全包括在这里了。

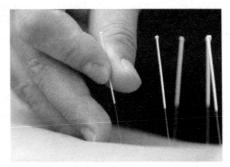

◎当针下不得气时，可间歇施以提插、捻转等手法，以待气至此

黄帝说："我想听你谈谈五脏六腑的经气所出的情况。"

岐伯回答说："五脏经脉，各有井、荥、输、经、合5个腧穴，五五则有25个腧穴。六腑经脉，各有井、荥、输、原、经、合6个腧穴，六六共36个腧穴。脏腑有十二条经脉，每经又各有一络，加上任、督脉二络和脾之大络，便有十五络了。十二经加十五络，这27脉之气在全身循环周转，经气所出的孔穴，叫作'井'，如同初出的山间泉水；经气所流过的孔穴，叫作'荥'，就像刚出泉源的微小水流，说明经气尚很微弱；经气所灌注的孔穴，叫作'输'，即像水流汇聚，而能转输运行，其气也在逐渐盛大了；经气所行走的孔穴，叫作'经'，像水流已经成渠，脉气正当旺盛；经气所进入的地方，叫作'合'，像百川汇流入海，经气已就入合于内了。这27条经脉，都出入流注运行于井、荥、输、经、合五腧周身关节空隙的交通之处，共有365个腧穴。如果掌握了它的特点，懂得了其中的要领，那么一句话就可以将它说得明白；如果不懂得其中的要领，就会感到散漫而没有体系，而对这么多腧穴也就无法完全了解。需要指出的是，这里所说的关节空隙之处，指的是神气运行活动、出入内外的处所，着重于内部功能的反应，而并非指皮、肉、筋、骨的局部形态。"

【原文】

观其色，察其目，知其散复。一其形，听其动静，知其邪正，右主推之，左持而御之，气至而去之。

凡将用针，必先诊脉，视气之剧易，乃可以治也。五脏之气已绝于内，而用针者反实其外，是谓重竭，重竭必死，其死也静，治之者，辄反其气，取腋与膺；五脏之气已绝于外，而用针者反实其内，是谓逆厥，逆厥则必死，其死也躁，治之者，反取四末①。刺之，害中而不去，则精泄；害中而去，则致气。精泄则病益甚而恇，致气则生为痈疡。

【注释】

①四末：指四肢的末梢部位。

【译解】

在进行针刺时，医者必须先观察病人的气色，注意病人的眼神，以了解病人的精神及正气是处于涣散状态还是有所恢复。然后要力求使所诊治的疾病内在变化与反映在形体上的病象相一致；同时还要通过诊脉，从脉象的动静辨明邪正的盛衰情况。在进针时，右手持针，主要任务是进针；左手以两指夹持住针身，防止其倾斜和弯曲。针刺入后，等到针下有了得气的感觉，即可考虑出针。

凡是将用针刺进行治疗之前，医者都必须首先诊察脉象，只有根据脉气所呈现出的病情轻重情况，才可以制定相应的治疗措施。如果病人内在的五脏之气已经虚绝，这本是阴虚证，而医生反用针去补在外的阳经，补阳则愈虚其阴，虚上加虚，叫作"重竭"。脏气重竭的病人必死。因为是五脏之气虚竭而死，所以临死前的表现是安静的。形成"重竭"的主要原因，是医者误治，违反了脏气阴虚理应补脏的原则，而误泻了腋下和胸前的脏气所出之腧穴，促使脏气愈趋虚竭所致。至于五脏之气已虚于外的病人，乃属阳虚，而医者反去补在内的阴经，助阴则阳气愈竭，这就形成了阴阳气不相顺接的病变，叫作"逆厥"。厥证的病人也必死。因为是五脏之气有余，所以病者在临死前的表现是烦躁的。这也是由于医者的误治，违反了阳气已虚、理应补阳的原则，反而误泻四肢末梢的穴位，促使阳气愈趋虚竭所致。凡针刺用泻法的，已刺中了病邪的要害，但仍然留针而不出的，就反而会使精气耗损；刺中了要害，但未经运用适当的针刺手法，就立即出针的，就会使邪气留滞，进而郁壅。如果出针太迟，损耗了精气，病情就会加重，甚至使形体衰败。如果出针太快，邪气留滞于气分，就会使肌肤上发生痈疡。

【原文】

五脏有六腑，六腑有十二原，十二原出于四关，四关主治五脏。五脏有疾，当取之十二原。十二原者，五脏之所以禀三百六十五节气味也。五脏有疾也，应出十二原。而原各有所出，明知其原，睹其应，而知五脏之害矣。阳中之少阴，肺也，其原出于太渊，太渊二。

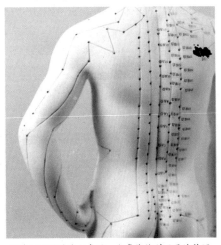

◎选用不同的腧穴灸治，也常能收到不同的补泻治疗效果

阳中之太阳，心也，其原出于大陵，大陵二。阴中之少阳，肝也，其原出于太冲，太冲二。"

阴中之至阴，脾也，其原出于太白，太白二。阴中之太阴，肾也，其原出于太溪，太溪二。

膏之原，出于鸠尾，鸠尾一。肓之原，出于脖胦①，脖胦一。凡此十二原者，主治五脏六腑之有疾者也。胀取三阳，飧泄②取三阴。

【注释】

①脖胦：音勃殃，是任脉气海穴的别名，在脐下1.5寸处。②飧泄：飧音孙，饭和水为飧。飧泄，即指泻下的大便清稀，完谷不化。

【译解】

五脏有在外的六腑，六腑之外有十二原联属。十二个原穴的经气输注之源，多出自两肘两膝以下的四肢关节部位。这些在四肢关节以下部位的腧穴，都可以用来治五脏的疾病。凡是五脏发生的病变，都应当取用十二个原穴来治疗。因为这十二个原穴，是全身三百六十五节禀受五脏的气化与营养而精气注于体表的部位。所以五脏有疾病时，其变化就会反映在十二个原穴的部位上。十二个原穴各有其相应的脏腑，由其各自穴位上所反映出的现象，就可以了解相应脏腑的受病情况了。五脏中的心肺二脏，位于胸膈以上，上为阳，其中又有阴阳的分别阳中的少阴是肺脏，它的原穴是太渊，左右共有两穴；阳中的太阳是心脏，它的原穴是大陵穴，左右共有两穴。

五脏中的肝、脾、肾三脏，都位于胸膈以下，下为阴，其中再分出阴阳，阴中的少阳是肝脏，它的原穴是太冲，左右共有两穴；阴中的至阴是脾脏，它的原穴是太白，左右共有两穴；阴中的太阴是肾脏，它的原穴是太溪，左右共有两穴。在胸腹部脏器附近，还有膏和肓的两个原穴。膏的原穴是鸠尾，属任脉，只有一穴；肓的原穴是气海，属任脉，也只有一穴。

以上五脏共10穴，加上膏和肓的各一穴，合计共有12穴。这12个原穴，都是脏腑经络之气输注于体表的部位，可以用它们来主治五脏六腑的各种疾患。凡患腹胀病的，当取用足三阳经，即取足太阳膀胱经、足阳明胃经、足少阳胆经的穴位进行治疗。凡患完谷不化的泄泻证的，当取用足三阴经，即在足太阴脾经、足少阴肾经、足厥阴肝经的穴位进行治疗。

【原文】

今夫五脏之有疾也，譬犹刺也，犹污也，犹结也，犹闭也。刺虽久，犹可拔也；污虽久，犹可雪也；结虽久，犹可解也；闭虽久，犹可决也。或言久疾之不可取者，非其说也。夫善用针者，取其疾也，犹拔刺也，犹雪污也，犹解结也，犹决闭也。疾虽久，犹可毕也。言不可治者，未得其术也。

刺诸热者，如以手探汤；刺寒清者，如人不欲行。阴有阳疾①者，取之下陵三里②，正往无殆，气下乃止，不下复始也。疾高而内者，取之阴之陵泉；疾高而外者，取之阳之陵泉也。

【注释】

①阴有阳疾：指热在阴分。②下陵三里：即足三里穴。

【译解】

现在来说一说五脏有病的情况。五脏有病，就好比人的皮肉中扎了刺、物体上有了污点、绳子上打了结扣、河道中发生了淤塞一样。刺扎的日子虽久，但仍可以拔掉它；沾染的污点日子虽久，但仍可以洗掉它；打上的结扣日子虽久，但仍可以解开它；河道淤塞的日子虽久，但仍可以疏通它。有些人认为久病是不能治疗的，这种说法是不对的。善于用针的医生，其治疗疾病就好像拔刺、洗污点、解绳结、疏通河道一样，无论患病的日子多么久，都是可以治愈的。说久病不能救治的人，那是因为他没有掌握好针灸的治疗技术。

针刺治疗各种热病，适宜用浅刺法，手法轻而且捷，就好像用手去试探沸腾的汤水一样，一触即还。针刺治疗寒性和肢体清冷的病症，适宜用深刺留针法，静待气至，就好像旅人留恋着家乡不愿出行一样。在内的阴分为阳邪侵入而有热象的，应当取用足阳明胃经的足三里穴进行治疗，要正确地去进行治疗，不要松懈疏忽，直到气至而邪气下退，方可停针；如果邪气不退，则应持续治疗。如果症候出现在上部，且属于在内的脏病，就可以取用足太阴脾经的阴陵泉穴进行治疗；如果症候出现在上部，而属于在外的腑病，则应该取用足少阳胆经的阳陵泉穴进行治疗。

邪气脏腑病形第四

【原文】

黄帝问于岐伯曰：邪气之中人也，奈何？

岐伯答曰：邪气之中人高也。

黄帝曰：高下有度乎？

岐伯曰：身半已上者，邪中之也；身半已下者，湿中之也。故曰：邪之中人也，无有常。中于阴则溜于腑，中于阳则溜于经。

黄帝曰：阴之与阳也，异名同类，上下相会。经络之相贯，如环无端。邪之中人，或中于阴，或中于阳，上下左右，无有恒常，其故何也？

岐伯曰：诸阳之会，皆在于面。中人也，方乘虚时，及新用力，若饮食汗出腠理开，而中于邪。中于面，则下阳明，中于项则下太阳，中于颊则下少阳，其中于膺背两胁，亦中其经。

黄帝曰：其中于阴，奈何？

岐伯答曰：中于阴者，常从臂胻①始。夫臂与胻，其阴皮薄，其肉淖泽②，故俱受于风，独伤其阴。

黄帝曰：此故伤其脏乎？

岐伯答曰：身之中于风也，不必动脏。故邪入于阴经，则其脏气实，邪气入而不能客，故还之于腑。故中阳则溜于经，中阴则溜于腑。

【注释】

①胻：音横，指人的小腿，即足胫。②淖泽：淖，音闹，湿也。淖泽，即柔润的意思。

【译解】

黄帝问于岐伯："风、雨、寒、暑等天之邪气（即外邪）侵袭人体的情形是怎样的？"

岐伯回答说："外邪伤人，大多是侵犯于人体的上部。"

黄帝问："邪气侵袭部位在上在下，有一定的法度吗？"

岐伯回答说："在上半身发病的，是感受了风寒等外邪所致；在下半身发病的，是感受了湿邪所致。但这只是一般的规律，事实并非绝对如此。因为邪气还有一个传变的过程，所以说：外邪侵犯了人体，发病的部位并不一定固定在它侵入的地方。外邪侵袭了五脏的阴经，会流传到属阳的六腑；外邪侵袭了阳经，就直接流传到这条经循行的通路上发病。"

黄帝说："阴经和阳经，虽然名称不同，但其实都同属于经络系统而为运行气血的组织，它们分别在人体的上部或下部相会合，而使经络之间的相互贯通像

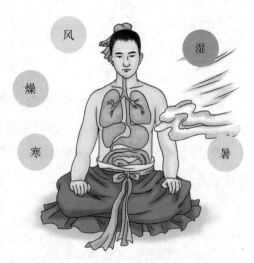

◎邪气包括风、燥、寒、暑、湿等邪气。它们从肌表侵入腠理后发展为各种疾病

圆形的环一样没有尽头。外邪侵袭人体时，有的侵袭于阴经，有的侵袭于阳经，而其病所又或上或下或左或右，没有固定的部位，这是什么缘故呢？"

岐伯说："手足三阳经的会合之处，都是在头面部。邪气侵袭人体，往往是在人体正气不足、有虚可乘的时候，如用力劳累之后，或因吃饭而出了汗，以致腠理开泄的时候，容易被邪气所侵袭。由于足三阳经的循行通路，都是由头至足、自上而下的。所以邪气侵入面部，就由此下入于足阳明胃经；邪气侵入顶部，就由此下入于足太阳膀胱经；邪气侵入颊部，就由此下入于足少阳胆经。如果外邪并没有侵入头面部而是直接侵入了在前的胸膺、在后的脊背以及在两侧的胁肋部，也会分别侵入上述三阳经而在其各自所属的循行通路上发病。"

黄帝问："外邪侵袭阴经的情况是怎样的？"

岐伯回答说："外邪侵入阴经，通常是从手臂或足胫的内侧开始的。因为在手臂和足胫的内侧这些地方，皮肤较薄，肌肉也较为柔润，所以身体各部位都同样感受到风邪，而这些部位却最容易受伤。"

黄帝问："外邪侵袭了阴经之后，会使五脏受到伤害吗？"

岐伯回答说："身体虽然感受了风邪，却不一定会影响到五脏。由此而言，外邪侵入阴经后，若是五脏之气充实，即使有邪气侵入了，也不能够停留，而只能从五脏归还到六腑。因此说阳经感受了邪气，就能流注于本经上发病；而阴经感受了邪气，若是脏气充实，邪气就会由里出表，流传到和五脏相表里的六腑而发病。"

【原文】

黄帝曰：邪之中人脏，奈何？

岐伯曰：愁忧恐惧则伤心。形寒寒饮则伤肺，以其两寒相感，中外皆伤，故气逆而上行。有所堕坠，恶血留内，若有所大怒，气上而不下，积于胁下，则伤肝。有所击仆，若醉入房，汗出当风，则伤脾。有所用力举重，若入房过度，汗出浴水，则伤肾。

黄帝曰：五脏之中风，奈何？

岐伯曰：阴阳俱感，邪乃得往。

黄帝曰：善哉。

黄帝问于岐伯曰：首面与身形也，属骨连筋，同血合于气耳。天寒则裂地凌冰①，其卒寒或手足懈惰，然而其面不衣，何也？

岐伯答曰：十二经脉，三百六十五络，其血气皆上于面而走空窍，其精阳气上走于目而为睛，其别气走于耳而为听，其宗气上出于鼻而为臭，其浊气出于胃，走唇舌而为味。其气之津液皆上熏于面，而皮又厚，其肉坚，故天气甚寒不能胜之也。

【注释】

①凌冰：即指积冰。

【译解】

黄帝问："病邪侵袭人体五脏的情形是怎样的？"

岐伯回答说："愁、忧、恐惧等情绪变化过久过激，就会使心脏受伤。形体受寒，又饮冷水，两寒相交，就会使肺脏受伤。因为此表里两种寒邪内外相应，而使在内之肺脏和在外之皮毛都受到伤害，所以就会导致肺气失于肃降而上逆，进而发生喘、咳等病变。如从高处坠落跌伤，瘀血留滞在体内，若此时又有大怒的情绪刺激，就会导致气上逆而不下，血亦随之上行，郁结于胸胁之下，而使肝脏受伤。倘若被击打或跌倒于地，或醉后行房事以致汗出后受风着凉，就会使脾脏受伤。倘若用力提举过重的物品，或房事过度以及出汗后用冷水沐浴，就会使肾脏受伤。"

黄帝问："五脏为风邪所侵袭，其情形是怎样的呢？"

岐伯说："一定是属阴的五脏内有所伤，属阳的六腑外有所感，以致内外俱虚的情形下，风邪才能内侵五脏。"黄帝说："说得真好。"黄帝问于岐伯说："人的头面和全身上下各部，所有筋骨密切相连，气血相合运行。但是当天气寒冷的时候，大地冻裂，冰雪凌人，此时若是天气猝然变冷，人们往往都是缩手缩脚，懒于动作，而面部却能露出在外面，并不用像身体那样必须穿上衣服才能御寒，这是什么缘故？"

岐伯回答说："周身的十二经脉以及与之相通的三百六十五络脉，其所有的血气都是上达于头面部而分别入于各个孔窍之中的。其阳气的精微上注于眼目，而使眼能够视其旁行的经气从两侧上注于耳，而使耳能够听；其积于胸中的宗气上出于鼻，而使鼻能够嗅；还有胃腑之谷气，从胃上达于唇舌，而使舌能够辨别五味。尤其是各种气化所产生的津液都上行熏蒸于面部，加之面部的皮肤较厚，肌肉也坚实，所以即使在极冷的天气里，它也仍能抗拒寒气而不畏寒冷。"

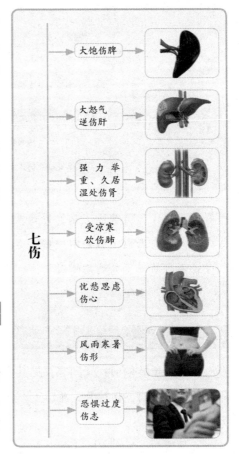

七伤

大饱伤脾

大怒气逆伤肝

强力举重、久居湿处伤肾

受凉寒饮伤肺

忧愁思虑伤心

风雨寒暑伤形

恐惧过度伤志

【原文】

黄帝曰：邪之中人，其病形何如？

岐伯曰：虚邪①之中身也，洒淅动形。正邪②之中人也，微，先见于色，不知于身，若有若无，若亡若存，有形无形，莫知其情。

黄帝曰：善哉。

【注释】

①虚邪：指四时不正之邪，即所谓四时八节的虚邪贼风。伤于这种邪气，发病较剧。②正邪：指四季正常的风，仅在人汗出而腠理开泄时侵袭人体。伤于这种邪气，发病较轻。

【译解】

黄帝问："外邪侵袭人体，其显露在外表上的病状情形是怎样的？"

岐伯说："虚邪侵袭人体，病人有恶寒战栗的病象在外表上表现出来。正邪侵袭人体，开始只在气色上略有所见，而在身体上是没有什么感觉的，

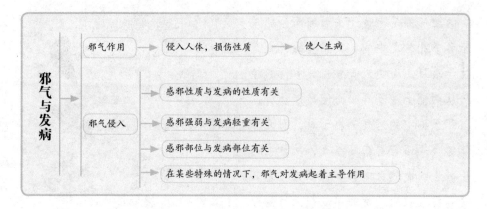

就好像有病，又好像没有病，好像所感受的病邪早已消失，又好像仍存留在体内，同时在表面上可能有一些病症的形迹表现出来，但也有毫无形迹的，所以就不容易明了它的病情。"

黄帝说："说得真好。"

【原文】

黄帝问于岐伯曰：余闻之，见其色，知其病，命曰明；按其脉，知其病，命曰神；问其病，知其处，命曰工。余愿闻见而知之，按而得之，问而极之，为之奈何？

岐伯答曰：夫色脉与尺之相应也，如桴①叫鼓影响之相应也，不得相失也，此亦本末根叶之出候也，故根死则叶枯矣。色脉形肉不得相失也，故知一则为工，知二则为神，知三则神且明矣。

黄帝曰：愿卒闻之。

岐伯答曰：色青者，其脉弦也；赤者，其脉钩也；黄者，其脉代也；白者，其脉毛；黑者，其脉石。见其色而不得其脉，反得其相胜之脉②，则死矣；得其相生之脉③，则病已矣。

【注释】

①桴：音浮，击鼓的槌子叫桴。②相胜之脉：相胜，就是相克的意思。比如，面色青，得弦脉，同应于肝，乃属色脉象符；如果色青却得毛脉，毛脉为肺脉，属金，此为金克木，则毛脉即为弦脉的相胜之脉。以此类推。③相生之

脉：生，就是生扶的意思。比如色青而得石脉，石脉为肾脉，属水，此为水生木，则石脉即为弦脉的相生之脉。以此类推。

【译解】

黄帝问于岐伯："我听说，通过观察病人气色就能够知道病情的，叫作明；通过切按病人的脉象而知道病情的，叫作神；通过询问病人的病情而知道病痛所在的，叫作工。我希望听你说说为什么通过望诊就可以知道病情，通过切诊就可以晓得病况，通过问诊就可以彻底了解病痛的所在呢？"

岐伯回答说："由于病人的气色、脉象和尺肤，都与疾病有一定的相应关系，这就好像看到木槌击鼓，随即就会听到响声一样，是不会有差错的；这也好似树木的根与树木的枝叶之间的关系，树根死了，则枝叶也必然枯萎。病人的面色、脉象以及形体肌肉的变化，也是相一致的，它们都是内在疾病在体表上的反映。因此，在察色、辨脉和观察尺肤这三方面，能够掌握其中之一的就可以称为工，掌握了其中两者的就可以称为神，能够完全掌握这三方面并参合运用的就可以称为神而明的医生了。"

黄帝说："有关面色、脉象方面的问题，希望听你详尽地解释一下。"

岐伯回答说："若病程中所呈现出的面色是青色，则与它相应的脉象应该是端直而长的弦脉；红色，与它相应的脉象应该是来盛去衰的钩脉；黄色，与它相应的脉象应该是软而弱的代脉；白色，与它相应的脉象应该是浮虚而轻的毛脉；黑色，与它相应的脉象应该是沉坚的石脉。以上是面色和脉象相应的关系，如果诊察到了面色，却不能诊得与之相应的脉象，反而诊得了相克的脉象，这就是死脉，预示着病危或是死亡；倘若诊得了相生的脉象，则即使有病也会很快痊愈的。"

【原文】

黄帝问于岐伯曰：五脏之所生，变化之病形何如？

岐伯答曰：先定其五色五脉之应，其病乃可别也。

黄帝曰：色脉已定，别之奈何？

岐伯曰：调其脉之缓、急、小、大、滑、涩，而病变定矣。

人体内脏腑的功能活动情况可以从体表反映出来

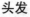

面色

心的荣华反映在面部，其功能是充实和温煦血脉。心气旺盛，则面色荣润。

皮肤

肺的荣华反映在毫毛上，其功能是充养皮肤。肺气旺盛，则皮肤毫毛健康润泽。

头发

肾的荣华反映在头发上，其功能是充养骨骼。肾气旺盛，则头发光泽、骨骼坚韧。

口唇

脾的荣华反映在口唇四周，其功能是充养肌肉，其味甘，其色黄。

指甲

肝的荣华反映在爪甲上，其功能是充养筋膜，能生养血气。肝血充足，则爪甲坚润，筋柔韧有力。

　　黄帝曰：调之奈何？

　　岐伯答曰：脉急者，尺之皮肤亦急；脉缓者，尺之皮肤亦缓；脉小者，尺之皮肤亦减而少气；脉大者，尺之皮肤亦贲[①]而起；脉滑者，尺之皮肤亦滑；脉涩者，尺之皮肤亦涩。凡此变者，有微有甚。故善调尺者，不待于寸；善调脉者，不待于色。能参合而行之者，可以为上工，上工十全九；行二者，为中工，中工十全七；行一者，为下工，下工十全六。

【注释】

①贲：音坟，即大的意思。

【译解】

　　黄帝问于岐伯："五脏所发生的疾病，以及它的内在变化和反映于体表的病状，是怎样的？"

　　岐伯回答说："首先要确定五脏与五色、五脉的对应关系，五脏的病情才可以辨别。"

　　黄帝问："确定了气色和脉象与五脏对应的关系之后，怎么就能够判别病情了呢？"

岐伯说："只要再诊查出脉来的缓急、脉象的大小、脉势的滑涩等情况，就可以确定是什么病变了。"

黄帝问："怎样来诊查这些脉象的情况呢？"

岐伯回答说："脉来急促，则尺部的皮肤也显得紧急；脉来徐缓，则尺部的皮肤也显得松弛；脉象小，则尺部的皮肤也显得瘦薄而少气；脉象大，则尺部的皮肤也显得好像要隆起似的；脉象滑，则尺部的皮肤也显得滑润；脉象涩，则尺部的皮肤也显得枯涩。大凡这一类的变化，有显著的也有不甚显著的，所以善于观察尺肤的医生，有时可以不必诊察寸口的脉象；善于诊察脉象的医生，有时也可以不必察望面色。能够将察色、辨脉以及观察尺肤这三者相互配合而进行诊断的医生，就可以称为上工。上工治病，10个病人中可以治愈9个；对色、脉、尺肤这三方面的诊察，能够运用其中两种的医生称为中工。中工治病，10个病人中可以治愈7个；对色、脉、尺肤这三方面的诊察，仅能进行其中之一的医生称为下工。下工治病，10个病人中只能治愈6个。"

【原文】

黄帝曰：请问脉之缓、急、小、大、滑、涩之病形何如？

岐伯曰：臣请言五脏之病变也。心脉急甚者为瘛疭①；微急为心痛引背，食不下。缓甚为狂笑；微缓为伏梁②，在心下，上下行，时唾血。大甚为喉吤③；微大为心痹引背，善泪出。小甚为善哕④；微小为消瘅。滑甚为善渴；微滑为心疝，引脐，小腹鸣。涩甚为喑；微涩为血溢⑤，维厥⑥耳鸣，颠疾。

【注释】

①瘛疭：音斥纵，筋脉挛急叫瘛，筋脉弛长叫疭。瘛疭，也就是手足相引，一伸一缩地搐搦现象。②伏梁：病名，指心下的积聚，属五脏积病之一。③喉吤：吤，音介，有芥蒂之意。喉吤，就是形容喉中如有物梗阻的感觉。④哕：音月，指因气上逆而发出的声音，也就是有声无物的作呕，亦称呃逆。⑤血溢：即指吐血、衄血而言。⑥维厥：维，就是四维，也就是手足四肢。

维厥，就是手足厥冷的意思。

【译解】

黄帝说："请问缓、急、小、大、滑、涩这些脉象，它们所对应的病状情形是怎样的？"

岐伯说："让我就五脏所对应的这些脉象的病变分别来说吧。心脉急甚的，会见到手足搐搦；微急的，会

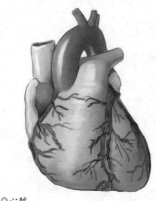

◎心脏

见到心痛牵引后背，饮食不下；心脉缓甚的，会见到神散而狂笑不休；微缓的，是气血凝滞成形，伏于心胸之下的伏梁病，其滞塞感或上或下，能升能降，有时出现唾血。心脉大甚的，会见到喉中如有物阻而梗阻不利；微大的，是血脉不通的心痹病，心痛牵引肩背，并时时流出眼泪。心脉小甚的，会见到呃逆时作；微小的，是多食善饥的消瘅病。心脉滑甚的，是血热而燥，会时时口渴；微滑的，会见到热在于下的心疝牵引脐周作痛，并有少腹部的肠鸣。心脉涩甚的，会见到音哑而不能说话；微涩的，会见到血溢而发生吐血、衄血、四肢逆厥以及耳鸣等头部疾患。"

【原文】

肺脉急甚为癫疾；微急为肺寒热，怠惰，咳唾，引腰背胸，若鼻息肉不通。缓甚为多汗；微缓为痿瘘，偏风，头以下汗出不可止。大甚为胫肿；微大为肺痹，引胸背，起恶见日光。

小甚为泄；微小为消瘅。滑甚为息贲[①]上气，微滑为上下出血。涩甚为呕血；微涩为鼠瘘，在颈支腋之间，下不胜其上，其应善酸矣。

【注释】

①息贲：贲，音奔。息贲，属五积病之一。因肺气郁结于肋下，而致喘息上贲气急，故名息贲。

【译解】

　　肺脉急甚的，是癫疾的脉象表现；微急的，是肺中有寒热并存的病症，可见到倦怠乏力，咳而唾血，并牵引腰背胸部作痛，或是鼻中有息肉而导致鼻腔阻塞不通、呼吸不畅等

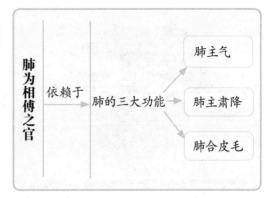

症状。肺脉缓甚的，是表虚而多汗；微缓的，是手足软弱无力的痿证、痿疡病、半身不遂以及头部以下汗出不止的症候。肺脉大甚的，会见到足胫部肿胀；微大的，是烦满喘息而呕吐的肺痹病，其发作时会牵引胸背作痛，且怕见日光。肺脉小甚的，是阳气虚而腑气不固的泄泻病；微小的，是多食善饥的消瘅病。肺脉滑甚的，会见到喘息气急，肺气上逆；微滑的，会见到口鼻与二阴出血。肺脉涩甚的，会见到呕血；微涩的，主因气滞而形成的鼠痿病，其病发于颈项及腋肋之间，同时还会伴有下肢轻而上肢重的感觉，此外患者还常常会感到下肢酸软无力。

【原文】

　　肝脉急甚者为恶言；微急为肥气①，在胁下若覆杯。缓甚为善呕；微缓为水瘕痹②也。大甚为内痈，善呕衄；微大为肝痹，阴缩，咳引小腹。小甚为多饮；微小为消瘅。滑甚为㿉疝③；微滑为遗溺。涩甚为溢饮；微涩为瘈挛筋痹。

【注释】

①肥气：属五积之一，是肝积的病名。肥气，是形容肝气聚于左胁之下，如倒扣的杯子，突出如肉，而显得肥盛的样子。②水瘕痹：瘕，指的是腹中聚散无常、时有时无的结块肿物。痹，是闭的意思。水瘕痹，就是水积于胸下而结聚成形，并见小便不利的病症。③㿉疝：㿉，音颓，阴囊肿大叫作㿉。㿉疝，是疝气的一种。

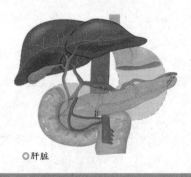

◎肝脏

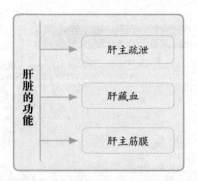

【译解】

　　肝脉急甚的，会见到口出愤怒的言语，易怒少喜；微急的，是肝气积聚于胁下所致的肥气病，其状隆起如肉，就好像倒扣着的杯子一样。肝脉缓甚的，会见到时时呕吐；微缓的，是水积胸胁所致的水瘕痹病，同时还会出现小便不利。肝脉大甚的，主肝气郁盛而内发痈肿，其病会见到时常呕吐和出鼻血；微大的，是肝痹病，其病会见到阴器收缩，咳嗽时牵引少腹部作痛。肝脉小甚的，主血不足而口渴多饮；微小的，主多食善饥的消瘅病。肝脉滑甚的，主阴囊肿大的癫疝病；微滑的，主遗尿病。肝脉涩甚的，是水湿溢于肢体的溢饮病；微涩的，主因血虚所致的筋脉拘挛不舒的筋痹病。

【原文】

　　脾脉急甚为瘛疭；微急为膈中①，食饮入而还出，后沃沫。缓甚为痿厥；微缓为风痿，四肢不用，心慧然若无病。大甚为击仆；微大为疝气，腹里大脓血，在肠胃之外。小甚为寒热，微小为消瘅。滑甚为癫癃；微滑为虫毒，蛕蝎②，腹热。涩甚为肠㿗；微涩为内㿗，多下脓血。

【注释】

①膈中：指肝旺侮脾以致脾不能运的病症，其主症是饮食入胃后又复吐出（食入即吐）。②蛕蝎：泛指肠中的各种寄生虫病。

【译解】

　　脾脉急甚的，主手足搐搦；微急的，是膈中病，会见到因脾气不能上通

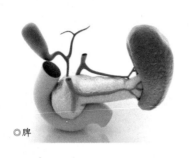

◎脾

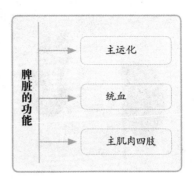

而致饮食入胃后复吐出、大便下涎沫等症状。脾脉缓甚的，会见到四肢痿软无力而厥冷；微缓的，是风痿，会见到四肢偏废，但因其病在经络而不在内脏，所以心里明白，神志清楚，就好像没有病一样。脾脉大甚的，主猝然昏仆的病症，其病状就好像突然被击而倒地一样；微大的，是疝气，其病乃是由脾气壅滞而导致的腹中有大脓血且在肠胃之外的病症。脾脉小甚的，主寒热往来的病症；微小的，是多食善饥的消瘅病。脾脉滑甚的，是阴囊肿大兼见小便不通的癃癀病；微滑的，主腹中之湿热熏蒸于脾而生的各种虫病。脾脉涩甚的，是大肠脱出的肠癀病；微涩的，是肠腑溃烂腐败的内癀病，其病大便中会便下很多脓血。

【原文】

肾脉急甚为骨癫疾①；微急为沉厥奔豚②，足不收，不得前后。缓甚为折脊；微缓为洞，洞者，食不化，下嗌还出。大甚为阴痿；微大为石水③，起脐已下至小腹腄腄然④，上至胃脘，死不治。小甚为洞泄；微小为消瘅。滑甚为癃癀；微滑为骨痿，坐不能起，起则目无所见。涩甚为大痈，微涩为不月沉痔⑤。

【注释】

①骨癫疾：是病邪深入至骨，邪气壅闭而胀满，伴有汗出于外、烦闷于内等现象的病症，属重证。②奔豚：是五积病之一，指肾脏积气。其病发自少腹，上至心下，似豚奔突，上下走窜，故名奔豚。③石水：是水肿病的一种。《金匮要略》中形容它的症状为脉沉、腹满而不喘。④腄腄然：腄，音垂，重而下坠之意。腄腄然，即形容腹大胀满，似要下坠的样子。⑤不月沉痔：月，即指

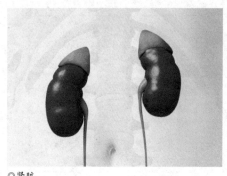

◎肾脏

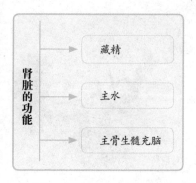

肾脏的功能 → 藏精

肾脏的功能 → 主水

肾脏的功能 → 主骨生髓充脑

月经；不月，就是月经不来，引申为月经不调。沉痔，即指日久不愈的痔疮。

【译解】

　　肾脉急甚的，主病邪深入于骨的骨癫疾；微急的，主肾气沉滞以致失神昏厥的病症以及肾脏积气的奔豚证，还会见到两足难以屈伸、大小便不通等症状。肾脉缓甚的，主脊背痛不可仰的病症；微缓的，主洞病，这种洞病的症状，是食物下咽之后，还未消化即便吐出。肾脉大甚的，是火盛水衰的阴痿病；微大的，是气停水积的石水病，其病会见到肿胀起于脐下，其肿势下至少腹，而使少腹胀满下坠，上至胃脘，它是属于不易治疗的死证。肾脉小甚的，主直泻无度的洞泄病；微小的，是多食善饥的消瘅病。肾脉滑甚的，是小便癃闭，兼见阴囊肿大的癀癃病；微滑的，主热伤肾气的骨痿病，其病能坐而不能起，起则双目昏黑，视物不清，若无所睹。肾脉涩甚的，会见到气血阻滞以致外发大痈；微涩的，主妇女月经不调的病症，或是日久不愈的痔疾。

【原文】

　　黄帝曰：病之六变者，刺之奈何？

　　岐伯答曰：诸急者多寒；缓者多热；大者多气少血；小者血气皆少；滑者阳气盛，微有热；涩者多血少气，微有寒。是故刺急者，深内①而久留之。刺缓者，浅内而疾发针，以去其热。刺大者，微泻其气，无出其血。刺滑者，疾发针而浅内之，以泻其阳气而去其热。刺涩者，必中其脉，随其逆顺而久留之，必先按而循②之。已发针，疾按其痏③，无令其血出，以和其脉。诸小者，阴阳形气俱不足，勿取以针，而调以甘药④也。

【注释】

①内：同"纳"，即以针刺入皮肤的意思。②循：即指按摩。③痿：音委，指针刺后皮肤上起的瘢痕，在此代指针孔。④甘药：是指性味甘温的药物。脾属土而喜甘，用甘药可补益脾气，脾旺则五脏之气俱盛，所以对阴阳形气俱不足的患者，不用针刺而用甘药来调理。

【译解】

黄帝问："对于在疾病变化过程中出现上述 6 种脉象时的情况，应该怎样进行相应的针刺治疗呢？"

岐伯回答说："各种出现急脉的病症，大多是寒性的；出现缓脉的病症，大多是热性的；出现大脉的病症，属于阳盛而气有余，阴衰而血不足；出现小脉的病症，属于阳虚阴弱，气血皆少；出现滑脉的病症，属于阳气盛实而微有热；出现涩脉的病症，属于气滞，且阳气不足而微有寒。所以，在针刺治疗出现急脉的病症时，因其多寒，且寒从阴而难去，故要深刺，并长时间留针；在针刺治疗出现缓脉的病变时，因其多热，且热邪从阳而易散，故要浅刺，并迅速出针，而使热邪得以随针外泄；在针刺治疗出现大脉的病变时，因其阳盛而多气，故可以微泻其气，但不能出血；在针刺治疗出现滑脉的病变时，因其阳气盛实而微有热，故应当在进针后迅速出针，且进针亦宜较浅，以疏泄体表的阳气而宣散热邪；在针刺治疗出现涩脉的病变时，因其气滞而不易得气，故在针刺时必须刺中患者的经脉，并且要随着经气的运行方向行针，还要长时间的留针，此外在针刺之前还必须先按摩经脉的循行通路，使其气血流通以利经气运行，在出针之后，更要迅速地按揉针孔，不使它出血，从而使经脉中的气血调和。至于各种出现小脉的病变，因其阳虚阴弱，气血皆少，内外的形气都已不足，故不适宜使用针法进行治疗，而应当使用甘药来进行调治。"

【原文】

黄帝曰：余闻五脏六腑之气，荥输所入为合，令何道从入，入安连过，愿闻其故。

岐伯答曰：此阳脉之别入于内，属于腑者也。

黄帝曰：荥输与合，各有名乎？

岐伯答曰：荥输治外经，合治内腑。

黄帝曰：治内腑奈何？

岐伯曰：取之于合。

黄帝曰：合各有名乎？

岐伯答曰：胃合于三里，大肠合入于巨虚上廉，小肠合入于巨虚下廉，三焦合入于委阳，膀胱合入于委中央。胆合入于阳陵泉。

黄帝曰：取之奈何？

岐伯答曰：取之三里者，低跗；取之巨虚者，举足；取之委阳者，屈伸而索之委中者，屈而取之；阳陵泉者，正竖膝予之齐，下至委阳之阳取之；取诸外经者，揄申而从之。

黄帝曰：愿闻六腑之病。

岐伯答曰：面热者足阳明病，鱼络血者手阳明病，两跗之上脉竖陷者足阳明病，此胃脉也。大肠病者，肠中切痛而鸣濯濯，冬日重感于寒即泄，当脐而痛，不能久立，与胃同候，取巨虚上廉。胃病者，腹䐜胀，胃脘当心而痛，上肢两胁①，膈咽不通，食饮不下，取之三里也。小肠病者，小腹痛，腰脊控睾而痛，时窘之后，当耳前热，若寒甚，若独肩上热甚，及手小指次指之间热，若脉陷者，此其候也。手太阳病也，取之巨虚下廉。三焦病者，腹气满，小腹尤坚。不得小便，窘急，溢则水，留即为胀，候在足太阳之外大络，大络在太阳少阳之间，亦见于脉，取委阳。膀胱病者，小腹偏肿而痛，以手按之，即欲小便而不得。肩上热，若脉陷，及足小趾外廉及胫踝后皆热，若脉陷，取委中央。胆病者，善太息②，口苦，呕宿汁，心下澹澹③，恐人将捕之，嗌中吩吩然，数唾，在足少阳之本末，亦视其脉之陷下者灸之。其寒热者取阳陵泉。

【注释】

①上肢两胁：肢，应作"支"，乃支撑之意。②太息：就是长出气的意思。

③心下澹澹：澹，就是动的意思。心下澹澹，就是形容心中跳动不安的样子。

【译解】

黄帝说："我听说五脏六腑的脉气，都出于井穴，而流注于荥、输等各穴，最后进入于合穴，那么，这些脉气是从什么通路上进入于合穴的，在进入合穴时又和哪些脏腑经脉象连属呢？我想听你讲讲其中的道理。"

岐伯回答说："您所说的，是手足各阳经的别络入于体内，再连属于六腑的情况。"

黄帝问："荥穴、输穴与合穴，都各有其特定的治疗作用吗？"

岐伯回答说："荥穴、输穴，其脉气都浮显在较浅部位，故它们适用于治疗显现在体表和经脉上的病症；合穴的脉气深入于内，故它适用于治疗内腑的病变。"

黄帝问："人体内腑的疾病，该怎样来进行治疗呢？"

岐伯说："应当取用各腑之气与足三阳经相合的部位（即下合穴）来进行治疗。"

黄帝说："六腑各自之腑气与足三阳经相合的部位都各有它自己的名称吗？"

岐伯回答说："胃腑的腑气合于本经的合穴足三里穴；大肠腑的腑气合于足阳明胃经的上巨虚穴；小肠腑的腑气合于足阳明胃经的下巨虚穴；三焦腑的腑气合于足太阳膀胱经的委阳穴；膀胱腑的腑气合于本经的合穴委中穴；胆腑的腑气合于本经的合穴阳陵泉穴。"

黄帝说："这些下合穴的取穴方法，是怎样的呢？"

岐伯回答说："取足三里穴时，要使足背低平才能取之；取上、下巨虚穴时，要举足才能取之；取委阳穴时，要屈伸下肢以判断出腘窝横纹的位置后，再到腘窝横纹的外侧部去寻找它；取委中穴时，要屈膝才能取之；取阳陵泉穴时，要正身蹲坐，竖起膝盖，然后再沿着膝盖外缘直下，至委阳穴的外侧部（即腓骨小头前下方）取之。至于要取用浅表经脉上的荥输各穴来治疗外经的疾患时，也应在牵拉伸展四肢，而使经脉舒展、气血畅通之后，再行取穴。"

黄帝说："希望听你讲讲六腑的病变情况。"

　　岐伯回答说："颜面发热的，是足阳明胃腑发生病变的反映；手鱼际部位之络脉出现瘀血的，是手阳明大肠腑发生病变的反映；在两足跗之上（冲阳穴处）的动脉出现坚实而竖或虚软下陷的，也都是足阳明胃腑病变的反映，这一动脉（冲阳脉）还是测候胃气的要脉所在。大肠腑病变的症状，表现为肠中阵阵切痛，并伴有因水气在肠中往来冲激而发响的肠鸣；在冬天寒冷的季节里，如果再感受了寒邪，就会立即引起泄泻，并在脐周发生疼痛，其痛难忍，不能久立。因大肠的症候与胃密切相关，所以应该取用大肠腑的下合穴，即足阳明胃经的上巨虚穴，来进行治疗。胃腑病变的症状，表现为腹部胀满，在中焦胃脘部的心窝处发生疼痛，且痛势由此而上，支撑两旁的胸胁作痛，胸膈与咽喉间阻塞不通，使饮食不能下咽，当取用胃腑的下合穴，即本经（足阳明胃经）的足三里穴，来进行治疗。小肠腑病变的症状，表现为少腹部作痛，腰脊牵引睾丸发生疼痛，并时常会见到小便窘急以及里急后重等大小便不利的情况，同时还会在小肠经的循行通路上出现耳前发热，或耳前发冷，或唯独肩部发热，以及手小指与无名指之间发热，或是络脉虚陷不起等现象。这些症候，都是属于小肠腑病变的症状表现。手太阳小肠腑的病变，当取用小肠腑在下肢的下合穴，即足阳明胃经的下巨虚穴，来进行治疗。三焦腑病变的症状，表现为气滞所致的腹气胀满，少腹部尤为满硬坚实，小便不通而尿意窘急；小便不通则水道不利，水道不利则水液无所出，若水液泛溢于肌肤就会形成水肿，若水液停留在腹部就会形成胀病。三焦腑的病候变化，会在足太阳膀胱经外侧的大络上反映出来，此大络在足太阳膀胱经与足少阳胆经之间；此外，其病候变化，亦会在其本经（手少阳三焦经）的经脉上反映出来。三焦腑有病，当取用三焦腑在下肢的下合穴，即足太阳膀胱经的委阳穴，来进行治疗。膀胱腑病变的症状，表现为少腹部偏肿且疼痛，若用手按揉痛处，就会立即产生尿意，却又尿不出来；此外还会在膀胱经循行通路上出现肩背部发热，或是肩背部的经脉所在处陷下不起，以及足小趾的外侧、胫骨与足踝后都发热，或是这些部位的经脉循行处陷下不起。这些病症，都可以取用膀胱腑的下合穴，即本经（足太阳膀胱经）的委中穴，来进行治疗。胆腑病变的症状，表现为时时叹息而长出气，口中发苦，因胆汁上溢而呕出苦水；心神不宁，胆怯心跳，就好像害怕有人要逮捕他一样；咽部如有物梗阻，多次想把它吐出来，却什么也吐不出。对于这些病变，可以在足少阳胆经循行通路的起点处或终点处取穴，来进行治疗；也可以找到因血气不足而致的经脉陷下之处，在那里施行灸法，来进行治疗；出现寒热往来症状的，就应当取用胆腑的下合穴，即本经（足少阳胆经）的阳陵泉穴，来进行治疗。"

【原文】

黄帝曰：刺之有道乎？

岐伯答曰：刺此者，必中气穴①，无中肉节②。中气穴，则针染于巷③；中肉节，肤痛。补泻反则病益笃。中筋则筋缓，邪气不出，与其真相搏，乱而不去，反还内著④，用针不审，以顺为逆也。

【注释】

①气穴：即泛指全身的穴位。因穴位与脏腑经络之气相通，故称之为气穴。②肉节：即指皮肉之间、骨节相连的部位。③针染于巷：应作"针游于巷"。巷，就是街或道的意思。此句言针中气穴时，医者手下的感觉就好像人游行在街巷之中，毫无滞涩之感。④内著：就是邪气内陷的意思。

【译解】

黄帝问："针刺以上各穴，有一定的法度吗？"

岐伯回答说："针刺这些穴位时，一定要刺中气穴才行，切不可刺到皮肉之间、骨节相连的地方。若是刺中了气穴，则医者手下就会感觉到针尖好像游行于空巷之中，针体进出自如；若是误刺在皮肉骨节相连之处，则不但医者手下会感觉到针体进出涩滞，而且患者也会有皮肤疼痛的感觉。倘若该用补法的却反用了泻法，而该用泻法的却反用了补法，就会使病情更加严重。倘若误刺在筋上，就会使筋脉受损，弛缓不收，而病邪也不能被驱出体外；邪气和真气在体内相互斗争，就会使气机逆乱，而邪气依然不能祛除，甚至反而深陷于体内，使病情更加深重。这些都是用针时不审慎、错识病性、乱用刺法而造成的恶果。"

寿夭刚柔第六

【原文】

黄帝问于少师曰：余闻人之生也，有刚有柔，有弱有强，有短有长，有阴有阳，愿闻其方。

少师答曰：阴中有阴，阳中有阳，审知阴阳，刺之有方，得病所始，刺之有理，谨度病端，与时相应。内合于五脏六腑，外合于筋骨皮肤。是故内有阴阳，外亦有阴阳。在内者，五脏为阴，六腑为阳；在外者，筋骨为阴，皮肤为阳。故曰，病在阴之阴者，刺阴之荥输①；病在阳之阳者，刺阳之合②；病在阳之阴者，刺阴之经③；病在阴之阳者，刺络脉④。故曰，病在阳者命曰风，病在阴者命曰痹，阴阳俱病命曰风痹。

病有形而不痛者，阳之类也；无形而痛者，阴之类也。无形而痛者，其阳完而阴伤之也，急治其阴，无攻其阳；有形而不痛者，其阴完而阳伤之也，急治其阳，无攻其阴。阴阳俱动，乍有形，乍无形，加以烦心，命曰阴胜其阳，此谓不表不里，其形不久。

【注释】

①阴之荥输：指手三阴经和足三阴经的荥穴（属火）及输穴（属土）。②阳之合：指手三阳经和足三阳经的合穴（属土）。③阴之经：指手三阴经和足三阴经的经穴（属金）。④络脉：即十五络脉，在此代指手三阳经和足三阳经的络穴。

【译解】

黄帝问少师："我听说人生在世，由于各人的禀赋不同，性情有刚有柔，体质有强有弱，形体有高有矮，一切生理病理的现象，就其性质来说，都是有阴有阳的。我想听你谈一谈这些差异的区别以及相应于这些差异而使用的不同针刺方法。"

少师回答说："人体所含的阴阳，内容是多方面的，其属性也是相对而言的，阴之中还可以再分出阴，阳之中还可以再分出阳，只有明确了解和掌握了阴阳的规律，才能找到恰当的针刺方法来调其不和；只有知晓开始发病时的病性，是属于阴的还是属于阳的，治疗起来才能有理有据。此外，还要认真诊察致病的原因，根据四季时令的变化来把握发病的性质和特点，同时，所选定的治疗方法，其功效在内要与五脏六腑的病候相合，其功效在外要与筋骨皮肤的病候相合，只有这样，才能取得良好的疗效。不仅身体的内部有阴阳之分，身体的外部也有阴阳之分。在体内，五脏属阴，六腑属阳；在体表，筋骨属阴，皮肤属阳。根据这种内外阴阳的关系，再由病候所发生的部位，就可以初步选定针刺治疗所要用的穴位。所以说内为阴，体内的五脏亦属阴，如果五脏有病，即所谓的病在阴中之阴，就应当针刺阴经的荥穴和输穴；相应的，外为阳，体表的皮肤亦属阳，如果皮肤有病，即所谓的病在阳中之阳，就应当针刺阳经的合穴。此外，外为阳，体表的筋骨却属阴，如果筋骨有病，即所谓的病在阳中之阴，就应当针刺阴经的经穴；相应的，内为阴，体内的六腑却属阳，如果六腑有病，即所谓的病在阴中之阳，就应当针刺阳经的络穴。至于疾病的症候，其发病的部位也可以用阴阳来分类。病邪在体表阳分的疾患叫作风；病邪在体表阴分的疾患叫作痹；体表的阴分和阳分都有病的疾患，叫作风痹。

病患在外表有形态的变化而没有疼痛感的，是病在浅表、在皮肉筋骨，是属于阳的一类疾病；病患在外表没有形态的变化却有疼痛感的，即病在深处、在五脏六腑，是属于阴的一类疾病。

在外表没有病形的表现却感到疼痛的这一类病症，其属阳的体表完好如常，只是属阴的五脏六腑有病，应该急速治疗其属阴的五脏六腑，而不要治疗其属阳的皮肉筋骨。反之，在外表有病形的表现而不感到疼痛的这一类病症，其属阴的五脏六腑是没有病的，只是属阳的体表受到了损伤，应该急

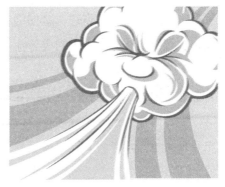

◎风寒邪气伤害人的外在形体

速治疗其属阳的皮肉筋骨，而不要治
疗其属阴的五脏六腑。至于表里阴阳
经都发生病患时，则有时会在体表出
现病形的表现，有时就会因病在脏腑
而在体表不出现病形的表现。倘若此
时再感到心中烦躁不安，那就叫作阴
病甚于阳病，即属阴的五脏受病比较
厉害，这时的病情就是所谓的既不全

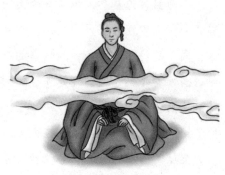

◎忧伤、恐惧、愤怒会导致气机运行失调

是在表，又不全是在里，在表里阴阳都已受病的情况下，病患发展到了这个
阶段，就难以治疗了，而离其形体的败坏也就不久远了。"

【原文】

黄帝问于伯高曰：余闻形气病之先后，外内之应奈何？伯高答曰：风寒
伤形，忧恐忿怒伤气。气伤脏，乃病脏；寒伤形，乃应形；风伤筋脉，筋脉
乃应。此形气外内之相应也。

黄帝曰：刺之奈何？伯高答曰：病九日者，三刺而已。病一月者，十刺
而已。多少远近，以此衰①之。久痹不去身者，视其血络②，尽出其血。

黄帝曰：外内之病，难易之治，奈何？伯高答曰：形先病而未入脏者，
刺之半其日。脏先病而形乃应者，刺之倍其日。此外内难易之应也。

【注释】

①衰：在此是祛除的意思。②血络：即指浅部静脉。大的浅静脉，有肘部的
曲池、腘部的委中等；小的浅静脉，有掌部的鱼际、跖部的然谷等。

【译解】

黄帝问伯高："我听说外表的形体和体内的气机发生病变时，其发病之
先后以及所发之在内在外的病症都是与其病因相应的，这其中的情形是怎样
的？"伯高回答说："风寒之邪外袭，必先侵袭于在外的形体；忧思惊恐、
恼怒等情绪刺激，必先影响到体内气机的运行。气机的活动失调，就会造成

五脏不和，而使五脏发病；寒邪侵袭形体，就会使在外的形体受伤，而在肌表出现相应的病症；风邪伤及筋脉，就会在筋脉出现相应的病症。这就是形体与气机受到了伤害，而相应地在外与内发病的情况。"

黄帝问："根据病程的长短不同，怎样去合理使用针刺治疗呢？"伯高回答说："得病已经9天的，针刺3次就可以痊愈；得病已经1个月的，针刺10次也可以痊愈。不论病程时日的多少长短，都可以根据这一病三日就针刺一次的原则，来估计出祛除病邪最适当的治疗次数。如果有久患痹病而不能治愈的，就应当诊察他的血络，在有瘀血的地方用刺络放血的方法出尽恶血。"

黄帝问："外因与内因所致的疾病，在针刺时有难治与易治的不同，其具体情况是怎样的？"伯高回答说："外邪伤人，形体先病而尚未传入内脏的，是病在浅表，其针刺的次数可以按照一般的标准减去一半，即原来患病1个月而需要针刺10次的，现在只要针刺5次就可以了；内因所伤，内脏先病，再由里达表而影响到在外的形体也相应地出现病症的，是病在深处，这时其针刺的次数就要按照一般的标准加上一倍，即原来患病1个月而需要针刺10次的，现在需要针刺20次才可以。这些都是以患病1个月作为标准来说明外因与内因所致疾病在治疗上的难易区别。"

【原文】

黄帝问于伯高曰：余闻形有缓急，气有盛衰，骨有大小，肉有坚脆，皮有厚薄，其以立寿夭，奈何？伯高答曰：形与气相任①则寿，不相任则夭。皮与肉相果②则寿，不相果则夭。血气经络胜形则寿，不胜形则夭。

【注释】

①相任：就是相称、相互适应的意思。②相果："果"就是"裹"的意思，因皮在外以裹肉而名。相果，在此指皮厚肉坚而言；皮厚肉脆或皮薄肉坚的，叫作"不相果"。

【译解】

黄帝问伯高："我听说人的形体有缓有急，元气有盛有衰，骨骼有大有小，肌肉有坚有脆，皮肤有厚有薄，从这几方面去观察，怎样可以断定一个人是长寿还是短命？"伯高回答说："形体与元气相称，内外平衡的，就会长寿；反之，不相称、不平衡的，就会短命。皮厚肉坚，能够相称的，就会长寿；皮厚肉脆，互不相称的，就会短命。血气经络旺盛充实，胜过外表形体的，就会长寿；反之，血气经络衰退空虚，其情况还不及形体的，就会短命。"

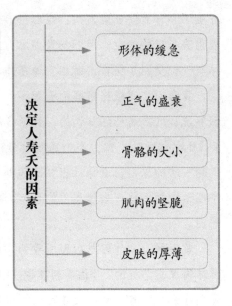

决定人寿夭的因素

- 形体的缓急
- 正气的盛衰
- 骨骼的大小
- 肌肉的坚脆
- 皮肤的厚薄

【原文】

黄帝曰：何谓形之缓急？伯高答曰：形充而皮肤缓者则寿，形充而皮肤急者则夭。形充而脉坚大者顺也，形充而脉小以弱者气衰，衰则危矣。若形充而颧不起者，骨小，骨小则夭矣。

形充而大肉①䐃②坚而有分者③，肉坚，肉坚则寿矣；形充而大肉无分理不坚者，肉脆，肉脆则夭矣。此天之生命，所以立形定气而视寿夭者，必明乎此立形定气，而后以临病人，决死生。

黄帝曰：余闻寿夭，无以度之。伯高答曰：墙基④卑，高不及其地⑤者，不满三十而死；其有因加疾者，不及二十而死也。

黄帝曰：形气之相胜，以立寿夭奈何？伯高答曰：平人而气胜形者，寿；病而形肉脱，气胜形者，死，形胜气者，危矣。

【注释】

①大肉：指人体腿、臂、臀等肌肉较肥厚之处的肌肉。②䐃：音窘，肌肉结聚之处叫作䐃，在此指人体肩、肘、髀、膝等肌肉突起的部位。③有分者：

就是分肉明显的意思。④墙基：在此指耳边而言。⑤地：耳前之肉叫作地。

【译解】

黄帝问："什么叫作形体的缓急？"伯高回答说："形体充实而皮肤和缓的人，就会长寿；形体充实而皮肤紧张的人，就会短命。形体充实而脉气坚大的，属表里如一，内外俱强，就叫作顺；形体充实而脉气弱小的，属外实内虚，脉气不足，是气衰的征象，出现气衰就表明其寿命不长了。形体充实而面部颧骨低平不起的，是骨骼弱小，出现这种形体充实而骨骼弱小之情况的人，就会短命。形体充实而臀部肌肉丰满且在其肩、肘、髀、膝等肌肉突起的地方也都是肌肉坚实而肤纹清楚的，就叫作肉坚，像这样的肌肉坚实的人，就会长寿；形体充实而臀部肌肉瘦削，没有肤纹且不坚实的，就叫作肉脆，像这样的肌肉脆薄的人，就会短命。

这些都是由各人的先天禀赋不同所造成的，所以通过判定在外之形体和在内之元气的盛衰，以及形体与气血之间是否平衡统一，就可以观察、推测出人的生命寿夭。作为医生必须明了这个道理，知道如何确定形体的强弱，判定元气的盛衰，观察形与气之间平衡协调与否，然后才能在临床上诊察病人，决定治疗措施，判断生死预后。"

黄帝说："我听说人的寿命长短可以通过观察某些部位而大致估计出来，但究竟能活到多少岁数，我还是无法测度。"伯高回答说："就面部来说，如果耳边四周的骨骼塌陷，低平窄小，高度还不及耳前的肌肉，这样的人不满三十岁就会夭亡；倘若再加上因外感内伤等原因而患了其他疾病，那么不到二十岁就会夭亡了。"

黄帝问："形体与气两者相比有过与不及之时，怎样用它来辨别一个人长寿还是短命？"伯高回答说："平常之人，气足神全胜过形体的，即使外貌较为瘦小，也会长寿。得了病的人，如果形体肌肉已消瘦不堪而脱陷，即使气能胜形，即气还不衰，但由于形体恢复困难，形脱则气难独存，所以仍是会死亡的；倘若形能胜气，由于元气已经衰竭，气衰神衰，因此即使外表的形体肌肉没有脱减，其病情也同样很危险，不会长寿。"

【原文】

黄帝曰：余闻刺有三变，何谓三变？伯高答曰：有刺营者，有刺卫者，有刺寒痹之留经者。

黄帝曰：刺三变者奈何？伯高答曰：刺营者出血，刺卫者出气，刺寒痹者内热①。

【注释】

①内热：内，通"纳"。内热，就是纳热的意思，即纳热于内，驱散寒邪。

【译解】

黄帝说："我听说刺法中有'三变'的说法，什么叫作三变？"伯高回答说："所谓三变，就是根据不同的病症而设立的三种不同的针刺方法。其中有刺病在营分的，有刺病在卫分的，还有刺寒痹留滞在经络之中的。"

黄帝问："针刺这三种病的方法都是怎样的？"伯高回答说："刺病在营分的，是用点刺放血的方法，使营分的病邪随瘀血而外泄；刺病在卫分的，是用摇大针孔的方法，以疏泄卫分，并使卫分的病邪得以消散；刺寒邪留滞经络而形成痹证的，是用蟀刺的方法或是针后药熨的方法，使热气入内温煦经脉并驱散寒邪。"

【原文】

黄帝曰：营卫寒痹之为病奈何？伯高答曰：营之生病也，寒热少气，血上下行。卫之生病也，气痛时来时去，怫忾①贲响②，风寒客于肠胃之中。寒痹之为病也，留而不去，时痛而皮不仁。

黄帝曰：刺寒痹内热奈何？伯高答曰：刺布衣者，以火焠③之。

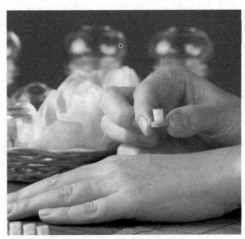

◎平民体质较好，可用火熨或艾灸

刺大人者，以药熨之。

黄帝曰：药熨奈何？伯高答曰：用淳酒二十斤，蜀椒一斤，干姜一斤，桂心一斤，凡四种，皆㕮咀④，渍酒中。用绵絮⑤一斤，细白布四丈，并内酒中。置酒马矢煴中⑥，盖封涂，勿使泄。五日五夜，出布绵絮，曝干之，干复渍，以尽其汁。每渍必晬其日⑦，乃出干。干，并用滓与绵絮，复布为复巾⑧，长六七尺，为六七巾。则用之生桑炭炙巾，以熨寒痹所刺之处，令热入至于病所，寒复炙巾以熨之，三十遍而止。汗出以巾拭身，亦三十遍而止。起步内中，无见风。每刺必熨，如此病已矣。此所谓内热也。

【注释】

①怫忾：怫，作郁讲；忾，作气满讲。怫忾，就是气满郁塞的意思。②贲响：即指腹鸣。③焠：音翠，用火烧灼的意思，可作灸讲。焠刺，就是指火针法，即将针用火烧热后，迅速刺入，随即拔出。④㕮咀：就是嚼的意思，古人把将药咬成粗块的过程叫作㕮咀。㕮咀是古人炮制药物的方法，那时候没有刀，所以就要用嘴把药物咬碎，使之变细，像芝麻豆粒一样大小。后世根据这个意思，虽然已经改用了刀锉，但对药物的相制，仍通称㕮咀。⑤绵絮：在此指用蚕茧制成的丝绵。⑥马矢煴中：指用燃烧的干马粪去煨，取其火微。⑦晬其日：晬，音最，就是一周的意思。晬其日，即指一日一夜。⑧复布为复巾：复布，就是双层布。巾，重布为巾，是指夹袋一类的东西；复巾，就是用双层布制成夹袋的意思。

【译解】

黄帝问："营分病、卫分病以及寒痹的症状表现都是怎样的？"伯高回答说："营和血是一体的，营分病的症状表现，主要是寒热往来，气弱无力，邪在营血而上下妄行的现象。卫分病的症状，主要是因气机不畅所致的气痛，

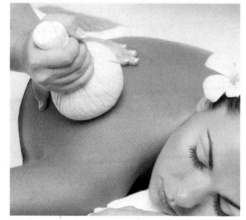

◎熨灸能起到温经散寒、疏通经脉、调和气血、活血化瘀、祛邪止痛等作用

表现为无形而痛，时来时去，忽痛忽止，此外还有腹部胀满不舒，或腹中肠鸣作响等症状，这些都是因风寒外袭，客于肠胃之中，气机不通而导致的。寒痹的症状，是因寒邪停留于经络之间，血脉凝滞不通所产生的，故而其症状表现为久病难去，肌肉时常疼痛并伴有皮肤麻木不仁（不知痛痒）的感觉。"

黄帝问："刺寒痹时使热气内入的方法是怎样的？"伯高回答说："根据病人的体质不同，刺寒痹时使热气内入的方法会有所不同。对于普通劳动者，他们身体强健，皮厚肉坚，可以用火针或艾灸的方法来进行治疗；而对于那些王公贵族，他们养尊处优，皮薄肉脆，则适宜采用针后药熨的方法来进行治疗。"

黄帝问："药熨的制法及其应用是怎样的？"伯高回答说："药熨的疗法，是取醇酒二十升，蜀椒一升，干姜一斤，桂心一斤，共四种药料。将后三种药都用牙齿嚼碎成豆粒一样大小，然后一起浸泡在酒中；再取丝绵一斤，细白布四丈，也一起浸泡在酒中。此后再把盛有酒的酒器，放到燃烧的干马粪上去煨，不过酒器的盖子必须用泥土涂抹密封，不能让它露气。待到煨了五日五夜之后，将白布和丝绵取出晒干；晒干之后，再重复浸入酒中，不计次数，直到把酒吸尽为止。每浸泡一次，都要泡够一天一夜的时间，再取出晒干。待酒汁已被吸尽之后，就把药渣也取出来晒干，并将药渣与丝绵都放在夹袋内。这种夹袋，就是将双层的布再对折之后而制成的，每个夹袋都有六七尺长，一共要做六七个夹袋。使用的时候，先将夹袋放在生桑炭火上烤热，再用它来温熨寒痹局部施针的部位，使温热传入里面的病所；夹袋冷了，就放到生桑炭火上去烤热，烤热后再来熨，一共要熨30次才能停止。熨后就会出汗，汗出来了，要用夹袋来擦拭身体，也是要擦30次才能停止。擦干汗液之后，要在没有风的室内活动，切记不要受风。每次针刺都必须配合药熨，这样治疗，寒痹才能痊愈。这就是所谓的用药熨使热气内入的方法。"

经脉第十

【原文】

雷公问于黄帝曰：禁脉①之言，凡刺之理，经脉为始，营其所行，制其度量，内次五脏，外别六腑，愿尽闻其道。

黄帝曰：人始生，先成精，精成而脑髓生，骨为干，脉为营，筋为刚，肉为墙，皮肤坚而毛发长，谷入于胃，脉道以通，血气乃行。

雷公曰：愿卒闻经脉之始也。

黄帝曰：经脉者，所以能决死生，处百病，调虚实，不可不通。

肺手太阴之脉，起于中焦，下络大肠，还循胃口，上膈属肺，从肺系横出腋下，下循臑内，行少阴心主之前，下肘中，循臂内上骨下廉，入寸口，上鱼，循鱼际，出大指之端；其支者，从腕后直出次指内廉，出其端。

是动则病肺胀满，膨胀而喘咳，缺盆中痛，甚则交两手而瞀，此为臂厥。是主肺所生病者，咳，上气，喘渴，烦心，胸满，臑臂内前廉痛厥，掌中热。气盛有余，则肩背痛，风寒，汗出中风，小便数而欠。气虚则肩背痛，寒，少气不足以息，溺色变。为此诸病，盛则泻之，虚则补之，热则疾之，寒则留之，陷下则灸之，不盛不虚，以经取之。盛者，寸口大三倍于人迎，虚者，则寸口反小于人迎也。

大肠手阳明之脉，起于大指次指之端，循指上廉，出合谷两骨之间，上入两筋之中，循臂上廉，入肘外廉，上臑外前廉，上肩，出髃骨之前廉，上出于柱骨之会上，下入缺盆络肺下膈，属大肠。其支者，从缺盆上颈，贯颊，入下齿中，还出挟口，交人中，左之右，右之左，上挟鼻孔。

是动则病齿痛，颈肿。是主津液所生病者，目黄，口干，鼽衄，喉痹，肩前臑痛，大指次指痛不用。气有余则当脉所过者热肿；虚则寒栗不复。为此诸病，盛则泻之，虚则补之，热则疾之，寒则留之，陷下则灸之，不盛不虚，以经取之。盛者，人迎大三倍于寸口；虚者，人迎反小于寸口也。

①禁脉：乃"禁服"之误，其意就是指《灵枢》的禁服篇；"凡刺之理"等六句皆载于此篇。因该篇记载了黄帝授书于雷公时所说的话"慎之慎之，吾为子言之。凡刺之理"，故雷公在这里以此发问。

【译解】

雷公问黄帝道："《禁服》（原'服'字作'脉'，据《图经》及张注本改）篇上说，针刺治病的原理，首先应当懂得经脉系统，因为它是全身气血运行的通道，它循行的路线和长短都有一定的标准，在内依次与五脏相连，在外分别与六腑相通。希望听你详尽地讲讲其中的道理。"

黄帝说："人在开始孕育的时候，首先是源自于父母的阴阳之气会合而形成精，精形成之后再生成脑髓，此后人体才会逐渐成形以骨骼作为支柱，以脉道作为营藏气血的处所，以筋的刚劲来约束和强固骨骼，以肌肉作为保护内在脏腑和筋骨血脉的墙壁；等到皮肤坚韧之后，毛发就会生长出来，如此，人的形体就长成了。人出生以后，五谷入胃，化生精微而营养全身，就会使全身的脉道得以贯通，从此血气才能在脉道中运行不息，濡养全身，而使生命维持不息。"

雷公说："我希望能够全面地了解经脉的起始所在及其在周身循行分布的情况。"

黄帝说："经脉不但能够运行气血，濡养周身，而且还可以决断死生，诊断百病，调和虚实，治疗疾病，所以不能不通晓有关它的知识。"

肺的经脉手太阴经，起始于中焦胃脘部，向下行，联络于与本经相表里的脏腑——大肠腑，然后自大肠返回，循行环绕胃的上口，向上穿过横膈膜，联属于本经所属的脏腑——肺

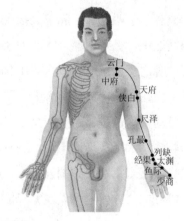

◎肺经

脏，再从气管横走并由腋窝部出于体表，沿着上臂的内侧，在手少阴心经与手厥阴心包络经的前面下行，至肘部内侧，再沿着前臂的内侧、桡骨的下缘，入于桡骨小头内侧、动脉搏动处的寸口部位，上至手拇指本节后手掌肌肉隆起处的鱼部，再沿鱼部的边缘到达手拇指的指端；另有一条支脉，从手腕后方分出，沿着食指拇侧直行至食指的桡侧前端，与手阳明大肠经相衔接。

手太阴肺经之经气发生异常的变动，就会出现肺部胀满、气喘、咳嗽、缺盆部疼痛等症状；在咳嗽剧烈的时候，病人常常会交叉双臂按住胸前，并感到眼花目眩、视物不清，这就是臂厥病，是由肺经之经气逆乱所导致的一种病症。手太阴肺经上的腧穴主治肺脏所发生的疾病，其症状是咳嗽气逆，喘促，口渴，心中烦乱，胸部满闷，上臂内侧前缘的部位疼痛、厥冷，手掌心发热。本经经气有余时，就会出现肩背部遇风寒而作痛、自汗出而易感风邪以及小便次数增多而尿量减少等症状。本经经气不足时，就会出现肩背部遇寒而痛、呼吸气少不能接续、小便颜色改变等症状。治疗上面这些病症时，属于经气亢盛的就要用泻法，属于经气不足的就要用补法；属于热的就要用速针法，属于寒的就要用留针法；属于阳气内衰以致脉道虚陷不起的就要用灸法；既不属于经气亢盛也不属于经气虚弱，而仅仅只是经气运行失调的，就要用本经所属的腧穴来调治。属于本经经气亢盛的，其寸口脉的脉象要比人迎脉的脉象大三倍；而属于本经经气虚弱的，其寸口脉的脉象反而会比人迎脉的脉象小。

大肠的经脉手阳明经，起始于食指的指端，沿着食指拇侧的上缘，通过拇指、食指歧骨之间的合谷穴，向上行至拇指后方、腕部外侧前缘两筋之中的凹陷处，再沿前臂外侧的上缘，进入肘外侧，然后沿上臂的外侧前缘，上行至肩，出于肩峰的前缘，再向后上走到脊柱骨之上而与诸阳经会合于大椎穴，然后再折向前下方，进入缺盆，并下行而

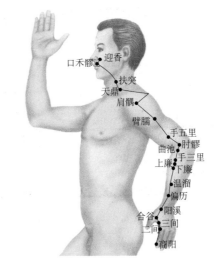

◎大肠经

联络于与本经相表里的脏腑——肺脏，再向下贯穿隔膜，而联属于本经所属的脏腑——大肠腑；另有一条支脉，从缺盆处向上走至颈部，并贯通颊部，而进入下齿龈中，其后再从口内返出而挟行于口唇旁，左右两脉在人中穴处相交汇，相交之后，左脉走到右边，右脉走到左边，再上行挟于鼻孔两侧，而在鼻翼旁的迎香穴处与足阳明胃经相衔接。

手阳明大肠经之经气发生异常的变动，就会出现牙齿疼痛、颈部肿大等症状。手阳明大肠经上的腧穴主治津液不足的疾病，其症状是眼睛发黄，口中干燥，鼻塞或出鼻血，喉头肿痛以致气闭，肩前与上臂疼痛，食指疼痛而不能活动。本经经气有余时，就会出现经脉所过之处发热而肿的病象。本经经气不足时，就会出现发冷颤抖、不易恢复温暖等病象。治疗上面这些病症时，属于经气亢盛的就要用泻法，属于经气不足的就要用补法；属于热的就要用速针法，属于寒的就要用留针法；属于阳气内衰以致脉道虚陷不起的就要用灸法；既不属于经气亢盛也不属于经气虚弱，而仅仅只是经气运行失调的，就要用本经所属的腧穴来调治。属于本经经气亢盛的，其人迎脉的脉象要比寸口脉的脉象大三倍；而属于本经经气虚弱的，其人迎脉的脉象反而会比寸口脉的脉象小。

【原文】

胃足阳明之脉，起于鼻之交頞中①，旁纳太阳之脉②，下循鼻外，入上齿中，还出挟口环唇，下交承浆，却③循颐④后下廉，出大迎，循颊车，上耳前，过客主人，循发际，至额颅⑤；其支者，从大迎前下人迎，循喉咙，入缺盆，下膈，属胃，络脾；其直者，从缺盆下乳内廉，下挟脐，入气街⑥中；其支者，起于胃口，下循腹里，下至气街中而合引，以下髀关⑦，抵伏兔⑧，下膝膑中，下循胫外廉，下足跗，入中指内间；其支者，下廉三寸而别，下入中趾外间；其支者，别跗上，入大趾间，出其端。

是动则病，洒洒振寒⑨，善呻数欠，颜黑，病至则恶人与火，闻木声则惕然而惊，心欲动，独闭户塞牖而处，甚则欲上高而歌，弃衣而走，贲响腹胀，是为骭厥⑩。

是主血所生病者⑪，狂疟温淫，汗出，鼽衄，口㖞，唇胗⑫，颈肿喉痹，大腹水肿，膝膑肿痛，循膺、乳、气街、股、伏兔、骭外廉、足跗上皆痛，中趾不用。

气盛则身以前皆热，其有余于胃，则消谷善饥，溺色黄。气不足则身以前皆寒栗，胃中寒则胀满。

为此诸病，盛则泻之，虚则补之，热则疾之，寒则留之，陷下则灸之，不盛不虚，以经取之。盛者人迎大三倍于寸口，虚者人迎反小于寸口也。

【注释】

①颏中：颏，音饿，即鼻梁。颏中，就是指鼻梁上端（鼻根部位）的凹陷处。②旁纳太阳之脉：纳，《针灸甲乙经》《千金方》《铜人经》《十四经发挥》、马蒔本、张介宾本均作"约"，也就是缠束的意思。《铜人经》的为"足太阳起目眦（睛明穴）而阳明旁行约之"，其意思就是说足阳明胃经的经脉缠束旁侧之足太阳膀胱经的经脉。③却：不进反退的叫作"却"。④颐：即口角后方、腮部之下的部位。⑤额颅：就是指前额处、发下眉上之间的部位。⑥气街：穴位名，其部位在少腹下方之毛际的两旁，也叫作气冲。⑦髀关：穴位名，其部位在大腿前方上端的皮肤交纹处。⑧伏兔：穴位名，其部位在大腿前方的肌肉隆起处，因其形如趴伏的兔子，故名。⑨洒洒振寒：指患者有阵阵发冷的感觉，就好像凉水洒在身上一样。⑩骭厥：骭，是胫骨在古时候的名称。骭厥，就是指足阳明之气自胫部而上逆的病症。古人认为贲响（肠中气体走动而发生鸣响）、腹胀都是因足胫部之气上逆所致，故称之为骭厥。⑪是主血所生病者：胃腑受纳水谷而使营血得以化生，是为营血之根，如果胃腑有病，则营血不生。足阳明经受纳胃腑之气，成为多气多血之经，而可调节营血之变，所以足阳明胃经上的腧穴可以主治有关血的各种病症。⑫口㖞，唇胗：㖞，音歪，就是歪的意思；口㖞，就是指口角㖞斜。胗，音真；唇胗，就是指口唇生出疮疡。

【译解】

胃的经脉足阳明经，起于鼻孔两旁（迎香穴），由此上行，左右相交于鼻根部，并缠束旁侧的足太阳膀胱经的经脉，到达内眼角（睛明穴）之后再向下行，沿鼻的外侧，入于上齿龈内，继而返出来挟行于口旁，并环绕口唇，再向下交会于口唇下方的承浆穴处，此后再沿腮部后方的下缘退行而出于大迎穴，又沿着下颌角部位的颊车，上行至耳的前方，通过足少阳胆经所属的客主人穴，沿着发际，上行至额颅部；它有一条支脉，从大迎穴的前方，向下走行至颈部的人迎穴处，再沿喉咙进入缺盆，向下贯穿横膈膜，而联属于本经所属的脏腑——胃腑，并联络于与本经相表里的脏腑——脾脏；其直行的经脉，从缺盆处下行至乳房的内侧，再向下挟行于脐的两侧，最后进入阴毛毛际两旁的气街部位（气冲穴）；另有一条支脉，起始于胃的下口处(即幽门，大约相当于下脘穴所在的部位)，

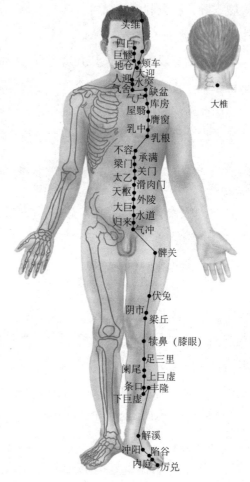

◎胃经

再沿着腹部的内侧下行，到达气街的部位，而与前面所讲的那条直行的经脉相会合，再由此下行，沿着大腿外侧的前缘到达髀关穴处，而后直达伏兔穴，再下行至膝盖，并沿小腿胫部外侧的前缘，下行至足背部，最后进入足次趾的外侧间（即足中趾的内侧部）；还有一条支脉，在膝下三寸的地方分出，下行到足中趾的外侧间；又有一条支脉，从足背面（冲阳穴）别行而出，向外斜走至足厥阴肝经的外侧，进入足大趾，并直行到大趾的末端，而与足太阴脾经相衔接。

足阳明胃经之经气发生异常的变动，就会出现全身一阵阵发冷战栗，就好像被冷水淋洒过一样，以及频频呻吟、时作呵欠、额部暗黑等症状。发病

时怕见人和火光，听到木器撞击所发出的声音，就会神慌惊恐，心中跳动不安，因此病人喜欢关闭门窗而独处室内。在病情严重时，病人就会出现想要爬到高处去唱歌、脱了衣服而乱跑以及腹胀肠鸣等症状，这时的病症就被称作骭厥病。

足阳明胃经上的腧穴主治营血所发生的疾病，如高热神昏的疟疾，温热之邪淫胜所致的大汗出，鼻塞或鼻出血，口角㖞斜，口唇生疮，颈部肿大，喉部闭塞，腹部因水停而肿胀，膝髌部肿痛。足阳明胃经沿着胸膺、乳部、气街、大腿前缘、伏兔、胫部外缘、足背等处循行的部位都发生疼痛，足中趾不能活动自如等。

本经经气有余时，就会出现胸腹部发热；若气盛而充于胃腑，使胃腑之气有余，就会出现胃热所导致的谷食易消而时常饥饿，以及小便颜色发黄等症状。本经经气不足时，就会出现胸腹部发冷而战栗；若胃中阳虚有寒，以致运化无力，水谷停滞中焦，就会出现胀满的病象。

治疗上面这些病症时，属于经气亢盛的就要用泻法，属于经气不足的就要用补法；属于热的就要用速针法，属于寒的就要用留针法；属于阳气内衰以致脉道虚陷不起的就要用灸法；既不属于经气亢盛也不属于经气虚弱，而仅仅只是经气运行失调的，就要用本经所属的腧穴来调治。属于本经经气亢盛的，其人迎脉的脉象要比寸口脉的脉象大三倍；而属于本经经气虚弱的，其人迎脉的脉象反而会比寸口脉的脉象小。

【原文】

脾足太阴之脉，起于大趾之端，循趾内侧白肉际①，过核骨②后。上内踝前廉，上踹③内，循胫骨后，交出厥阴之前，上膝股内前廉，入腹属脾络胃，上膈，挟咽，连舌本，散舌下；其支者，复从胃，别上膈，注心中。

是动则病，舌本强，食则呕，胃脘痛，腹胀善噫，得后与气④则快然如衰，身体皆重。是主脾所生病者，舌本痛，体不能动摇，食不下，烦心，心下急痛，溏、瘕、泄⑤、水闭、黄疸，不能卧，强立，股膝内肿厥，足大趾不用。为此诸病，盛则泻之，虚则补之，热则疾之，寒则留之，陷下则灸之，不盛不虚，以经取之。盛者寸口大三倍于人迎，虚者寸口反小于人迎也。

【注释】

①白肉际：手足之掌（或跖）与指（或趾）都有赤白肉际，掌（或跖）与指（或趾）的阴面为白肉，阳面（即生有毫毛的那一面）为赤肉，二者相交界的地方即为赤白肉际。②核骨：即指第一趾跖关节在足内侧所形成的圆形隆起，其状如圆骨，故名。③腨：在此为"腓"之误，即指小腿的腓肠肌部，俗称小腿肚。④得后与气：后，就是指大便；气，就是指矢气。得后与气，就是指排出了大便或矢气。⑤溏、瘕、泄：泄溏，指大便稀薄。瘕泄，指痢疾。

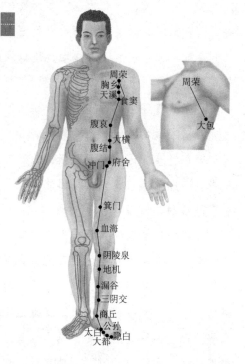

◎脾经

【译解】

脾的经脉足太阴经，起始于足大趾的末端，沿着足大趾内侧的白肉处，通过足大趾本节后方的核骨，上行到达内踝的前缘，再上行至小腿的内侧，然后沿胫骨的后缘，与足厥阴肝经相交会并穿行至其前方，此后再上行经过膝部、大腿之内侧的前缘，进入腹内，而联属于本经所属的脏腑——脾脏，并联络于与本经相表里的脏腑——胃腑，然后再向上穿过横膈膜，挟行于咽喉两侧，连于舌根，并散布于舌下；它的支脉，在胃腑处分出，上行穿过膈膜，注入心中，而与手少阴心经相衔接。

足太阴脾经之经气发生异常的变动，就会出现舌根强直、食则呕吐、胃脘疼痛、腹部胀满、时时嗳气等症状；在排出大便或矢气后，就会感到脘腹轻快，就好像病已祛除了一样。此外，还会出现全身上下均感沉重等病象。足太阴脾经上的腧穴主治脾脏所发生的疾病，如舌根疼痛、身体不能活动、食物不能下咽、心中烦躁、心下牵引作痛、大便溏薄、痢疾、水闭于内以致小便不通、面目皮肤发黄之黄疸、不能安静睡卧等。勉强站立时，就会出现股膝内侧经脉所过之处肿胀而厥冷的病象。此外，还有足大趾不能活动等症状。治疗上面这些病症时，属于经气亢盛的就要用泻法，属于经气不足的就要用补法；属于热的就要用速针法，属于寒的就要用留针法；属于阳气内衰以致脉道虚陷不起的就要用灸法；既不属于经气亢盛也不属于经气虚弱，而仅仅只是经气运行失调的，就要用本经所属的腧穴来调治。属于本经经气亢盛的，其寸口脉的脉象要比人迎脉的脉象大三倍；而属于本经经气虚弱的，其寸口脉的脉象反而会比人迎脉的脉象小。

【原文】

心手少阴之脉，起于心中，出属心系①，下膈络小肠；其支者，从心系上挟咽，系目系；其直者，复从心系却上肺，下出腋下，下循臑内后廉，行手太阴心主之后，下肘内，循臂内后廉，抵掌后锐骨②之端，入掌内后廉，循小指之内出其端。

是动则病，嗌干③心痛，渴而欲饮，是为臂厥④。是主心所生病者，目黄胁痛，臑臂内后廉痛厥，掌中热痛。为此诸病，盛则泻之，虚则补之，热则疾之，寒则留之，陷下则灸之，不盛不虚，以经取之。盛者寸口大再倍于人迎，虚者寸口反小于人迎也。

【注释】

①心系：就是指心脏与其他脏腑相联系的脉络。②锐骨：就是指掌后尺侧部隆起的骨头。③嗌干：嗌，音易，就是指食道的上口。嗌干，就是指食道上口之咽喉部有干燥的感觉。④臂厥：就是指因手臂的经脉之气厥逆上行而导致的病症。

【译解】

心的经脉手少阴经，起始于心中，从心出来以后就联属于心的脉络，然后就向下贯穿横膈膜，而联络于与本经相表里的脏腑——小肠腑；它的支脉，从心的脉络向上走行，并挟行于咽喉的两旁，此后再向上行而与眼球连接于脑的脉络相联系；它直行的经脉，从心的脉络上行至肺部，然后再向下走行而横出于腋窝下，此后再向下沿着上臂内侧的后缘走行，且循行于手太阴肺经和手厥阴心包络经的后方，一直下行而至肘内，再沿着前臂内侧的后缘循行，直达掌后小指侧高骨的尖端，并进入手掌内侧的后缘，再沿着小指内侧到达小指的前端，而与手太阳小肠经相衔接。

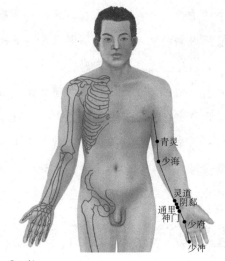

◎心经

手少阴心经之经气发生异常的变动，就会出现咽喉干燥、头痛、口渴而想要喝水等症状，这样的病症就叫作臂厥证。手少阴心经上的腧穴主治心脏所发生的疾病，其症状是眼睛发黄、胁肋疼痛、上臂及下臂的内侧后缘处疼痛、厥冷，掌心处发热、灼痛。治疗上面这些病症时，属于经气亢盛的就要用泻法，属于经气不足的就要用补法；属于热的就要用速针法，属于寒的就要用留针法；属于阳气内衰以致脉道虚陷不起的就要用灸法；既不属于经气亢盛也不属于经气虚弱，而仅仅只是经气运行失调的，就要用本经所属的腧穴来调治。属于本经经气亢盛的，其寸口脉的脉象要比人迎脉的脉象大两倍；而属于本经经气虚弱的，其寸口脉的脉象反而会比人迎脉的脉象小。

【原文】

小肠手太阳之脉，起于小指之端，循手外侧上腕，出踝①中，直上循臑骨下廉，出肘内侧两筋之间，上循臑外后廉，出肩解②，绕肩胛，交肩上，入缺盆，络心，循咽下膈，抵胃属小肠；其支者，从缺盆循颈上颊，至目锐眦，却入耳中；其支者，别颊上䪼③抵鼻，至目内眦，斜络于颧。是动则病，嗌痛颔④肿，不可以顾，肩似拔，臑似折。是主液所生病者⑤，耳聋、目黄、颊肿。颈、颔、肩、臑、肘、臂外后廉痛。为此诸病，盛则泻之，虚则补之，热则疾之，寒则留之，陷下则灸之，不盛不虚，以经取之。盛者人迎大再倍于寸口，虚者人迎反小于寸口也。

【注释】

①踝：即指手腕后方尺侧部隆起的骨头。②肩解：就是指肩关节后面的骨缝。③颌：是指眼眶下的部位，其中还包括颧骨内所连及的上牙床的部位。④颔：音汗，指下颌骨正中下方的空软部位，即平常所说的下巴颏。⑤是主液所生病者：小肠为受盛之官，承接胃所腐熟水谷，并泌别清浊，使其精华营养全身，其糟粕归于大肠，其水液归于膀胱。小肠有病，则水谷不分，清浊难别。是故小肠可以调节水液的产生，而其所络属的经脉——小肠经也就可以调治水液方面所发生的病症。

【译解】

小肠的经脉手太阳经，起始于手小指外侧的末端，沿着手的后缘循行而向上到达腕部，并出于腕后小指侧的高骨，由此再沿着前臂尺骨的下缘直行而上，出于肘后内侧两筋的中间，再向上沿着上臂外侧的后缘，出于肩后的骨缝处，绕行肩胛部，再前行而相交于肩上，继而进入缺盆，深入体内而联络于与本经相表里的脏腑——心脏，此后再沿着食管下行并贯穿横膈，到达胃部，最后再向下行而联属于本经所属的脏腑——小肠腑；它的一条支脉，从缺盆部分出，沿着颈部向上走行而到达颊部，再从颊部行至外眼角，最后从外眼角斜下而进入耳内。它的另一条支脉，从颊部别行而出，走向眼眶下方，并从眼眶下方到达鼻部，然后再抵达内眼角，最后再从内眼角向外斜行并络于颧骨，而与足太阳膀胱经相衔接。手太阳小肠经之经气发生异常的变动，就会出现咽喉疼痛，颌部发肿，颈项难以转动而不能回顾，肩部就像在被人拉拔一样紧张疼痛，

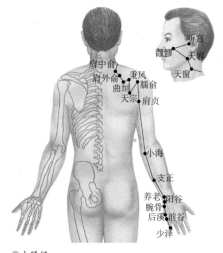

◎小肠经

上臂部就像已被折断一样剧痛难忍等症状。手大肠经上的腧穴主治液所发生的疾病，其症状是耳聋，眼睛发黄，面颊肿胀，以及颈部、颌部、肩部、上臂、肘、前臂等部位的外侧后缘处疼痛。治疗上面这些病症时，属于经气亢盛的就要用泻法，属于经气不足的就要用补法；属于热的就要用速针法，属于寒的就要用留针法；属于阳气内衰以致脉道虚陷不起的就要用灸法；既不属于经气亢盛也不属于经气虚弱，而仅仅只是经气运行失调的，就要用本经所属的腧穴来调治。属于本经经气亢盛的，其人迎脉的脉象要比寸口脉的脉象大两倍；而属于本经经气虚的，其人迎脉的脉象反而会比寸口脉的脉象小。

【原文】

膀胱足太阳之脉，起于目内眦，上额交巅①；其支者，从巅至耳上角②；其直者，从巅入络脑，还出别下项，循肩髆③内，挟脊抵腰中，入循膂④，络肾属膀胱；其支者，从腰中下挟脊贯臀，入腘中；其支者，从髆内左右，别下，贯胛，挟脊内，过髀枢⑤，循髀外，从后廉下合腘中，以下贯踹内，出外踝之后，循京骨⑥，至小趾外侧。是动则病，冲头痛，目似脱，项如拔，脊痛腰似折，髀不可以曲，腘如结，踹如裂，是为踝厥⑦。是主筋所生病者⑧，痔、疟、狂、癫疾，头囟⑨项痛，目黄，泪出，鼽衄，项、背、腰、尻⑩，腘踹、脚皆痛，小趾不用。为此诸病，盛则泻之，虚则补之，热则疾之，寒则留之，陷下则灸之，不盛不虚，以经取之。盛者人迎大再倍于寸口，虚者人迎反小于寸口也。

【注释】

①巅：是指头顶正中的最高处，也就是百会穴所在的位置。②耳上角：就是指耳尖上方所对之头皮的部位。③肩髆：髆音勃。即指肩胛骨。④膂：音吕，挟行于脊柱两旁的浅层肌肉叫作膂。⑤髀枢：髀，音毕，指大腿。髀枢，即指髋关节，又称大转子，为环跳穴所在的部位。⑥京骨：就是指足小趾本节后向外侧突出的半圆骨，也即京骨穴所在的部位。⑦踝厥：是指结等症状而言；这些症状都是由本经经气自外踝部向上逆行而导致的。故名踝厥。⑧是主筋所生病者：《素问·生气通天论》中说"阳气者，精则养神，柔则养筋。"即说明阳气可以濡养经筋。太阳经为阳气最充足的经脉，其阳气不足则经筋

无以所养，所以足太阳膀胱经可以主治筋所发生的病症。⑨囟：音信，即指顶门。婴儿头顶骨缝未合之处称为囟门。⑩尻：即指骶骨的末端。自腰以下至骶尾骨（第17至21节）通称为尻。

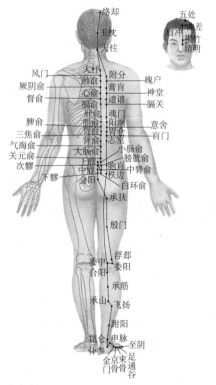

◎膀胱经

【译解】

膀胱的经脉足太阳经，起始于内眼角，向上经过额部而交会于头部的最高处——巅顶；它的一条支脉，从巅顶走行至耳的上角；它直行的经脉，从顶巅向内深入而络于脑髓，然后返还出来，再下行到达颈项的后部，此后就沿着肩胛的内侧，挟行于脊柱的两旁，抵达腰部，再沿着脊柱旁的肌肉深入腹内，而联络于与本经相表里的脏腑——肾脏，并联属于本经所属的脏腑——膀胱腑；另有一条支脉，从腰部分出，挟着脊柱的两侧下行并贯穿臀部，而直入于膝部的腘窝中；还有一条支脉，从左右的肩胛骨处分出，向下贯穿肩胛骨，再挟着脊柱的两侧，在体内下行，通过髀枢部，然后再沿着大腿外侧的后缘向下走行，而与先前进入腘窝的那条支脉在腘窝中相会合，由此再向下走行，通过小腿肚的内部，出于外踝骨的后方，再沿着足小趾本节后的圆骨，到达足小趾外侧的末端，而与足少阴肾经相衔接。足太阳膀胱经之经气发生异常的变动，就会出现伴有气上冲之感觉的头痛，眼睛疼痛得就好像要从眼眶中脱出似的，颈项就好像在被牵拔一样紧张疼痛，脊柱和腰部就好像已被折断一样疼痛难忍，髋关节不能屈曲，膝腘部就好像已被捆绑住一样紧涩结滞、不能运动自如，小腿肚疼痛得就好像要裂开一样，以上这些病症就叫作踝厥病。足太阳膀胱经上的腧穴主治筋所发生的疾病，如痔疮，疟疾，狂病，癫病，头、囟与颈部疼痛，眼睛发黄，流泪，鼻塞或鼻出血，项、背、腰、尻、腘、小腿肚、脚等部位都发生疼痛，足小趾不能活动。治疗上面这些病症时，属于经气亢盛的就要用泻法，属于经气不足的就要用补法；属于热的就要用速针法，属于寒的就要用留针法；属于阳气内衰以致脉道虚陷不起的就要用灸法；既不属于经气亢盛也不属于经气虚弱，而仅仅只是经气运行失调的，就要用本经所属的腧穴来调治。属于本经经气亢盛的，其人迎脉的脉象要比寸口脉的脉象大两倍；而属于本经经气虚弱的，其人迎脉的脉象反而会比寸口脉的脉象小。

【原文】

肾足少阴之脉，起于小趾之下，邪走足心①，出于然谷之下，循内踝之后，别入跟中，以上踹内，出腘内廉，上股内后廉，贯脊，属肾，络膀胱；其直者，从肾上贯肝膈，入肺中，循喉咙，挟舌本；其支者，从肺出络心，注胸中。是动则病饥不欲食，面如漆柴②，咳唾则有血，喝喝③而喘，坐而欲起，目𥉂𥉂④如无所见，心如悬，若饥状。气不足则善恐，心惕惕如人将捕之，是为骨厥。

是主肾所生病者，口热，舌干，咽肿，上气，嗌干及痛，烦心，心痛，黄疸，肠澼⑤，脊股内后廉痛，痿厥，嗜卧，足下热而痛。为此诸病，盛则泻之，虚则补之，热则疾之，寒则留之，陷下则灸之，不盛不虚，以经取之。灸则强食生肉，缓带披发⑥，大杖重履⑦而步。盛者寸口大再倍于人迎，虚者寸口反小于人迎也。

【注释】

①邪走足心：邪，其读音、意义均与"斜"字相同。邪走足心，就是指肾经的经脉从膀胱经经脉的终点出发后，斜行走向足心部的涌泉穴。②漆柴：漆，就是指黑色。漆柴，就是形容患者的面色黧黑无泽，就好像烧焦了的黑色木炭一样。③喝喝：是形容喘息之声。④𥉂𥉂：音荒荒，是形容视物不清的样子。⑤肠澼：即指今天所说的痢疾。⑥缓带披发：缓带，就是放松衣带；披发，就是披散头发。其目的是使身体不受束缚，气血得以畅行无阻。⑦大杖重履：大杖，就是粗而结实的拐杖；重履，就是在睡鞋外面再套上一双鞋子。因古人睡觉时多需另换睡鞋，起床后再将睡鞋换下，但体弱的人起床后不脱换睡

鞋,而是在睡鞋外面再套上一双鞋子,故称重履。大杖重履,在此用以形容动作徐缓的样子。

【译解】

肾的经脉足少阴经,起始于足小趾的下方,斜行走向足心部,出于内踝前下方之然谷穴所在的部位,然后沿着内踝的后方,别行向下,入于足跟部,再由足跟部上行至小腿肚的内侧,并出于腘窝的内侧,此后再沿着大腿内侧的后缘,贯穿脊柱,而联属于本经所属的脏腑——肾脏,并联络于与本经相表里的脏腑——膀胱腑;其直行的经脉,从肾脏向上行,贯穿肝脏和横膈膜,而进入肺脏,再从肺脏沿着喉咙上行并最终挟傍于舌的根部;另有一条支脉,从肺脏发出,联络于心脏,并贯注于胸内,而与手厥阴心包络经相衔接。

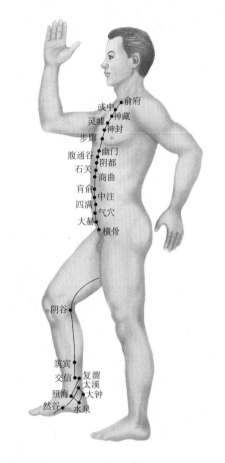

◎肾经

足少阴肾经之经气发生异常的变动,就会出现虽觉饥饿却不想进食,面色像漆柴一样黯黑无泽,咳唾带血,喘息喝喝有声,刚坐下去就想站起来,视物模糊不清,就好像看不见东西一样,以及心中如悬挂在空中似的空荡不宁,其感觉就好像处于饥饿状态一样等症状;气虚不足的,就常常会有恐惧感,其病症发作时,患者心中怦怦跳动,就好像有人要来逮捕他一样,以上这些病症就叫作骨厥病。

足少阴肾经上的腧穴主治肾脏所发生的疾病,其症状是自觉口中发热,舌头干,咽部肿胀,气息上逆,喉咙干燥而疼痛,心中烦乱,心痛,黄疸,痢疾,脊柱及大腿内侧后缘疼痛,足部痿软而厥冷,嗜睡,足底发热并疼痛。

治疗上面这些病症时，属于经气亢盛的就要用泻法，属于经气不足的就要用补法；属于热的就要用速针法，属于寒的就要用留针法；属于阳气内衰以致脉道虚陷不起的就要用灸法，既不属于经气亢盛也不属于经气虚弱，而仅仅只是经气运行失调的，就要用本经所属的腧穴来调治。要使用灸法的患者，都应当增强饮食以促进肌肉生长，同时还要结合适当的调养——放松身上束着的带子，披散头发而不必扎紧，从而使全身气血得以舒畅；此外，即使病患尚未痊愈，也要经常起床——手扶较粗的拐杖，足穿重履，缓步行走，作轻微的活动，从而使全身筋骨得以舒展。属于本经经气亢盛的，其寸口脉的脉象要比人迎脉的脉象大两倍；而属于本经经气虚弱的，其寸口脉的脉象反而会比人迎脉的脉象小。

【原文】

心主手厥阴心包络之脉，起于胸中，出属心包络，下膈，历络三焦①；其支者，循胸出胁，下腋三寸，上抵腋，下循臑内，行太阴、少阴之间，入肘中，下臂，行两筋之间，入掌中，循中指，出其端；其支者，别掌中，循小指次指②出其端。

是动则病，手心热，臂肘挛急，腋肿，甚则胸胁支满，心中憺憺大动，面赤目黄。喜笑不休。是主脉所生病者③，烦心，心痛，掌中热。

为此诸病，盛则泻之，虚则补之，热则疾之，寒则留之，陷下则灸之，不盛不虚，以经取之。盛者寸口大一倍于人迎，虚者寸口反小于人迎也。

【注释】

①历络三焦：历，就是经过的意思。历络三焦，就是指心包络经自胸至腹，顺次经过并联络上、中、下三焦。②小指次指：即指小指旁侧的第二个手指，也就是无名指。③是主脉所生病者：心主血脉，而心包络为心的外卫，代心受邪并代心行令，所以心包络经可以主治脉所发生的疾病。

【译解】

心主的经脉手厥阴心包络经，起始于胸中，向外走行而联属于本经所属

的脏腑——心包络，然后再下行贯穿
横膈膜，由此而经过并联络于与本经
相表里的脏腑——三焦；它的一条支
脉，从胸中横出至胁部，再走行到腋
下三寸处，此后再向上循行，抵达腋
窝部，然后再沿着上臂的内侧，在手
太阴肺经与手少阴心经这两条经脉的
中间向下循行，进入肘中，再沿着前
臂内侧两筋的中间下行，入于掌中，
再沿着中指直达其末端；它的另一条
支脉，从掌心别行而出，沿着无名指
到达其末端，而与手少阳三焦经相衔接。

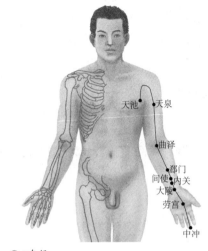

◎心包经

手厥阴心包络经之经气发生异常的变动，就会出现掌心发热、臂肘关节
拘挛、腋下肿胀等症状；更严重的还会出现胸部、胁肋部支撑满闷，心中惊
恐不安以致心脏跳动剧烈，面色发赤，眼睛发黄，嬉笑不止。

手厥阴心包络经上的腧穴主治脉所发生的疾病，其症状是心中烦躁，心
痛，掌心发热。

治疗上面这些病症时，属于经气亢盛的就要用泻法，属于经气不足的就
要用补法；属于热的就要用速针法，属于寒的就要用留针法；属于阳气内衰
以致脉道虚陷不起的就要用灸法；既不属于经气亢盛也不属于经气虚弱，而
仅仅只是经气运行失调的，就要用本经所属的腧穴来调治。属于本经经气亢
盛的，其寸口脉的脉象要比人迎脉的脉象大一倍；而属于本经经气虚弱的，
其寸口脉的脉象反而会比人迎脉的脉象小。

【原文】

三焦手少阳之脉，起于小指次指之端，上出两指之间，循手表腕[1]，出
臂外两骨之间[2]，上贯肘，循臑外，上肩，而交出足少阳之后，入缺盆，布
膻中，散落心包[3]，下膈，循属三焦；其支者，从膻中上出缺盆，上项，系
耳后直上，出耳上角，以屈下颊至𬮱；其支者，从耳后入耳中，出走耳前，

过客主人前，交颊，至目锐眦。

是动则病，耳聋浑浑焞焞④，嗌肿，喉痹。是主气所生病者⑤，汗出，目锐眦痛，颊痛，耳后肩臑肘臂外皆痛，小指次指不用。为此诸病，盛则泻之，虚则补之，热则疾之，寒则留之，陷下则灸之，不盛不虚，以经取之。盛者人迎大一倍于寸口，虚者人迎反小于寸口也。

【注释】

①手表腕：即手腕的外侧，也就是指手背。在此是指手背上从小指与无名指的分叉处到腕部阳池穴处的部分。②两骨之间：在此指的是桡骨与尺骨的中间。③散落心包：当为"散络心包"之误。④浑浑焞焞：形容听不清楚声音的样子。⑤是主气所生病者：因为三焦腑具有气化功能以通行水液，故其所络属的经脉——三焦经也就可以调治气所发生的病症。

【译解】

三焦的经脉手少阳经，起始于无名指的末端，向上走行而出于小指与无名指的中间，再沿着手背到达腕部，并出于前臂外侧两骨的中间，再向上循行，穿过肘部，沿着上臂的外侧，上行至肩部，而与足少阳胆经相交叉，并出行于胆经的后方，此后再进入缺盆，分布于两乳之间的膻中处，并散布联络于与本经相表里的脏腑——心包络，再向下穿过横膈膜，而依次联属于本经所属的脏腑——上、中、下三焦。它的一条支脉，从胸部的膻中处上行，出于缺盆，并向上走行到颈项，连接于耳后，再直上而出于耳上角，并由此屈折下行，绕颊部，而到达眼眶的下方；它的另一条支脉，从耳的后方进入耳中，再出行至耳的前方，经过足少阳胆经所属之客主人穴的前方，与前一条支脉交会于颊部，由此再上行至外眼角，而与足少阳胆经相衔接。

手少阳三焦经之经气发生异常的变动，就会出现耳聋、听声模糊、咽喉肿痛、喉咙闭塞等症状。手少阳三焦经上的腧穴主治气所发生的疾病，其症状是自汗出，外眼角疼痛，面颊疼痛，耳后、肩部、上臂、肘部、前臂等部位的外缘处都发生疼痛，无名指不能活动。治疗上面这些病症时，属于经气亢盛的就要用泻法，属于经气不足的就要用补法；属于热的就要用速针法，

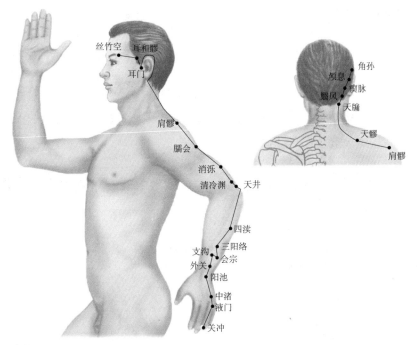

◎三焦经

属于寒的就要用留针法；属于阳气内衰以致脉道虚陷不起的就要用灸法；既
不属于经气亢盛也不属于经气虚弱，而仅仅只是经气运行失调的，就要用
本经所属的腧穴来调治。属于本经经气亢盛的，其人迎脉的脉象要比寸脉
的脉象大一倍；而属于本经经气虚弱的，其人迎脉的脉象反而会比寸口脉
的脉象小。

【原文】

　　胆足少阳之脉，起于目锐眦，上抵头角①，下耳后，循颈行手少阳之前，
至肩上，却交出手少阳之后，入缺盆；其支者，从耳后入耳中，出走耳前，
至目锐眦后；其支者，别锐眦，下大迎，合于手少阳，抵于䪼，下加颊车，
下颈合缺盆，以下胸中，贯膈络肝属胆，循胁里，出气街，绕毛际②，横入
髀厌③中；其直者，从缺盆下腋，循胸过季胁④，下合髀厌中，以下循髀阳⑤，
出膝外廉，下外辅骨⑥之前，直下抵绝骨⑦之端，下出外踝之前，循足跗上，
入小趾次趾之间；其支者，别跗上，入大指之间，循大指歧骨⑧内出其端，
还贯爪甲，出三毛⑨。

是动则病，口苦，善太息，心胁痛不能转侧，甚则面微有尘，体无膏泽⑩，足外反热，是为阳厥⑪。是主骨所生病者⑫，头痛，颔痛，目锐眦痛，缺盆中肿痛，腋下肿，马刀侠瘿⑬，汗出振寒，疟，胸、胁、肋、髀、膝外至胫、绝骨、外踝前及诸节皆痛，小趾次趾不用。为此诸病，盛则泻之，虚则补之，热则疾之，寒则留之，陷下则灸之，不盛不虚，以经取之。盛者人迎大一倍于寸口，虚者人迎反小于寸口也。

【注释】

①头角：就是指前额之上缘的两端处，即额角。②毛际：就是指耻骨部阴毛的边缘。③髀厌：就是髀枢，即髋关节，俗称大转子，为环跳穴所在的部位。④季胁：就是指两侧胸胁下方的软肋部。⑤髀阳：髀，就是股，俗名大腿。内为阴，外为阳；髀阳，就是指大腿的外侧。⑥外辅骨：即指腓骨。胫骨为内辅骨。⑦绝骨：外踝上方之崩骨，但骨在此处似乎有所中断，故名。它又是悬钟穴的别名。⑧歧骨：足之大趾与次趾本节后方的骨缝处叫作歧骨。⑨三毛：是指足大趾背面，趾甲后方，第一趾关节处，有毛的部位。⑩膏泽：膏，就是指膏脂；泽，就是润泽的意思。膏泽，就是形容油润有光泽的样子。⑪阳厥：是指由少阳之气上逆所导致的病症。古人认为凡是足少阳胆经之经气发生异常变动而出现的病症，都是由胆木生火，火气冲逆所致，故其病症都称为阳厥病。⑫是主骨所生病者：胆之味为苦，苦味入骨；又骨为干，其质刚，胆为中正之官，其气亦刚。故胆腑有病，可伤及于骨。所以胆腑所络属的经脉——胆经也就可以调治骨所发生的病症。⑬马刀侠瘿：就是指瘰疬病，相当于现在所说的淋巴结核，俗称疬串；其生于腋下，状似马刀形者，叫作马刀；而其生于颈部者，叫作侠瘿。

【译解】

胆的经脉足少阳经，起始于外眼角，向上循行至额角，再折而下行，绕至耳的后方，然后沿着颈部，在手少阳三焦经的前方向下走行，到达肩上，再与手少阳三焦经相交叉并出行到其后方，而进入缺盆；它的一条支脉，从耳的后方进入耳中，再出行至耳的前方，最后到达外眼角的后方；它的另一

条支脉，从外眼角处别出，下行至大
迎穴处，再由此上行而与手少阳三焦
经相合，并到达眼眶的下方，折行，
到达颊车的部位，再向下循行至颈部，
并与前述之本经的主干会合于缺盆
部，然后再由缺盆部下行至胸中，穿
过横膈膜，而联络于与本经相表里的
脏腑——肝脏，并联属于本经所属的
脏腑——胆腑，此后再沿着胁部的里
面向下走行，出于少腹两侧的气街部，
再绕过阴毛的边缘，而横行进入环跳
穴所在的部位；其直行的经脉，从缺
盆部下行至腋部，再沿着胸部通过季
胁，并与前一支脉象合于环跳穴所在
的部位，由此向下行，沿着大腿的外
侧到达膝部的外缘，再下行到腓骨的
前方，然后一直下行，抵达外踝上方
之腓骨末端的凹陷处，再向下行而出

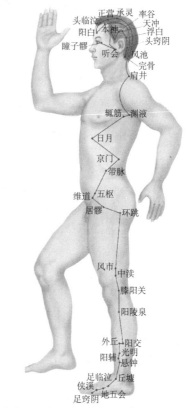

◎胆经

于外踝的前方，并由此沿着足背，进入足之第五趾与第四趾的中间；还有一
条支脉，从足背别行而出，进入足之大趾与次趾的中间，并沿着足大趾的外
侧（靠近次趾的那一侧）行至其末端，然后再回转过来，穿过足大趾的爪甲
部分，出于趾甲后方的三毛部位，而与足厥阴肝经相衔接。

　　足少阳胆经之经气发生异常的变动，就会出现口苦、时常叹气、胸胁部
作痛以致身体不能转动等症状；病情严重时，还会出现面部像有灰尘蒙罩着
一样暗无光泽，全身皮肤干燥而失去润泽之色，以及足外侧反觉发热等症状，
以上这些病症就叫作阳厥病。足少阳胆经上的腧穴主治骨所发生的疾病，其
症状是头痛，颔部疼痛，外眼角痛，缺盆中肿痛，腋下肿胀，腋下或颈部病
发瘰疬，自汗出而战栗怕冷，疟疾，胸胁、肋部、大腿、膝盖等部位的外侧，
直至小腿外侧、绝骨、外踝前等部位以及胆经经脉循行所经过的各个关节都

发生疼痛，足小趾旁侧之足趾（即第四足趾）不能活动。治疗上面这些病症时，属于经气亢盛的就要用泻法，属于经气不足的就要用补法；属于热的就要用速针法，属于寒的就要用留针法；属于阳气内衰以致脉道虚陷不起的就要用灸法；既不属于经气亢盛也不属于经气虚弱，而仅仅只是经气运行失调的，就要用本经所属的腧穴来调治。属于本经经气亢盛的，其人迎脉的脉象要比寸口脉的脉象大一倍；而属于本经经气虚弱的，其人迎脉的脉象反而会比寸口脉的脉象小。

【原文】

肝足厥阴之脉，起于大趾丛毛①之际，上循足跗上廉，去内踝一寸，上踝八寸，交出太阴之后，上腘内廉，循股阴②入毛中，过阴器，抵小腹，挟胃属肝络胆，上贯膈，布胁肋，循喉咙之后，上入颃颡③，连目系，上出额，与督脉会于巅；其支者，从目系下颊里，环唇内；其支者，复从肝别贯膈，上注肺。

是动则病，腰痛不可以俯仰，丈夫㿉疝，妇人少腹肿，甚则嗌干，面尘脱色。是主肝所生病者，胸满呕逆飧泄，狐疝④遗溺闭癃。为此诸病，盛则泻之，虚则补之，热则疾之，寒则留之，陷下则灸之，不盛不虚，以经取之。盛者寸口大一倍于人迎，虚者寸口反小于人迎也。

【注释】

①丛毛：指足大趾背面第一趾关节处多毛的部位，也就是前文所提到的"三毛"。②股阴：即大腿的内侧部。③颃颡：音航嗓，即鼻腔后部之鼻后孔所在的部位，它是鼻腔与咽部相通的部位，也是鼻的内窍。④狐疝：是疝气的一种。睾丸时大时小，时上时下，如狐之出入无常者，叫作狐疝，又名偏坠。

【译解】

肝的经脉足厥阴经，起始于足大趾指甲后方之丛毛的边缘，然后沿着足背的上缘向上走行，到达内踝前一寸的地方，再向上循行至内踝上方八寸的部位，而与足太阴脾经相交叉并出行到其后方，此后再上行至膝部腘窝的

内缘，并沿着大腿的内侧，进入阴
毛之中，然后环绕并通过阴器，而
抵达少腹部，由此再挟行于胃的两
旁，并联属于本经所属的脏腑——
肝脏，再联络于与本经相表里的脏
腑——胆腑。此后再向上走行，贯
穿横膈膜，并散布于胁肋，然后再
沿着喉咙的后方，向上进入鼻腔后
部之鼻后孔的地方，由此再向上走
行，而与眼球连接于脑的脉络相联
系，再向上行，出于额部，与督脉
会合于头顶的最高处（即百会穴所
在的部位）；它的一条支脉，从眼
球连接于脑的脉络处别行而出，向
下行至颊部魄里面，再环绕口唇的
内侧；它的另一条支脉，从肝脏别

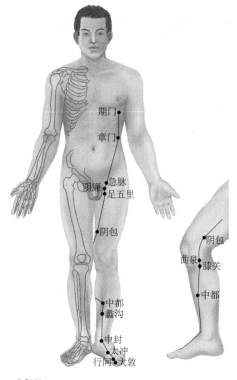

◎肝经

行而出，贯穿横膈膜，再向上走行并注于肺脏，而与手太阴肺经相衔接。

　　足厥阴肝经之经气发生异常的变动，就会出现腰部作痛以致不能前后俯
仰，男子病发㿗疝，女子少腹肿胀等症状；病情严重时，还会出现喉咙干燥，
面部像蒙着灰尘一样黯无光泽等症状。足厥阴肝经上的腧穴主治肝脏所发生
的疾病，如胸中满闷、呕吐气逆、完谷不化的泄泻、睾丸时上时下的狐疝、
遗尿、小便不通等。治疗上面这些病症时，属于经气亢盛的就要用泻法，属
于经气不足的就要用补法；属于热的就要用速针法，属于寒的就要用留针法；
属于阳气内衰以致脉道虚陷不起的就要用灸法；既不属于经气亢盛也不属于
经气虚弱，而仅仅只是经气运行失调的，就要用本经所属的腧穴来调治。属
于本经经气亢盛的，其寸口脉的脉象要比人迎脉的脉象大一倍；而属于本经
经气虚弱的，其寸口脉的脉象反而会比人迎脉的脉象小。

【原文】

手太阴气绝则皮毛焦。太阴者，行气温于皮毛者也。故气不荣则皮毛焦，皮毛焦则津液去皮节①，津液去皮节者，则爪枯毛折，毛折者则毛先死，丙笃丁死，火胜金也。手少阴气绝则脉不通，脉不通则血不流；血不流，则髦②色不泽，故其面黑如漆柴者，血先死，壬笃癸死，水胜火也。足太阴气绝者，则脉不荣肌肉，唇舌者，肌肉之本也，脉不荣则肌肉软，肌肉软则舌萎人中满，人中满则唇反，唇反者肉先死，甲笃乙死，木胜土也。

足少阴气绝则骨枯。少阴者冬脉也，伏行而濡骨髓者也，故骨不濡则肉不能著也，骨肉不相亲则肉软却③，肉软却故齿长而垢，发无泽，发无泽者骨先死，戊笃己死，土胜水也。

足厥阴气绝则筋绝，厥阴者肝脉也，肝者筋之合也，筋者聚于阴气④，而脉络于舌本也，故脉弗荣则筋急，筋急则引舌与卵，故唇青舌卷卵缩则筋先死，庚笃辛死，金胜木也。五阴气俱绝，则目系转，转则目运⑤，目运者为志先死，志先死则远一日半死矣。六阳气绝，则阴与阳相离，离则腠理⑥发泄，绝汗乃出，故旦占夕死，夕占旦死。

【注释】

①津液去皮节：就是津液丧失以致皮肤中缺少液体物质的意思。②髦：音毛，就是指头发。③却：在此是短缩的意思。④聚于阴气：阴气，在《难经》及各家中，均作"阴器"，也就是生殖器。聚于阴器的筋，主要为经筋。⑤目运：是指眼睛的黑睛上翻，仅露出白睛的现象。⑥腠理：腠，就是指汗孔；理，就是指皮肉的纹理。

【译解】

手太阴肺经之经气竭绝，就会出现皮毛焦枯的病象。因为手太阴肺经能够运行气血而温润肌表的皮肤和毫毛，所以倘若肺经之经气不足，不能运行气血以荣养皮肤和毫毛，就会使皮毛焦枯。出现了皮毛焦枯的病象，就表明皮毛已经丧失了津液；皮毛丧失了津液的润泽，进而就会出现爪甲枯槁，毫毛断折等现象。出现了毫毛折断脱落的现象，就表明毫毛已经先行凋亡了。这种病症，逢丙日就会加重，逢丁日就会死亡。这都是因为丙、丁属火，肺属金，火能克金的缘故。手少阴心经之经气竭绝，就会使血脉不通；血脉不通，就会使血液不能流行，血液不能流行，头发和面色就会没有光泽。所以倘若病人的面色黯黑，就好像烧焦的木炭一样，那就表明其营血已经先行衰败了。这种病症，逢壬日就会加重，逢癸日就会死亡。这都是因为壬、癸属水，心属火，水能克火的缘故。足太阴脾经之经气竭绝，就会使经脉不能输布水谷精微营养肌肉。脾主肌肉，其华在唇，其脉连于舌本、散于舌下，因此由唇舌就能够观察出肌肉的状态，所以说唇舌为肌肉的根本。经脉不能输布水谷精微以营养肌肉，就会使肌肉松软；肌肉松软，就会导致舌体萎缩，人中部肿满；人中部肿满，就会使口唇外翻。出现了口唇外翻的病象，就表明肌肉已经先行衰痿了。这种病症，逢甲日就会加重，逢乙日就会死亡。这都是因为甲、乙属木，脾属土，木能克土的缘故。

足少阴肾经之经气竭绝，就会出现骨骼枯槁的病象。因为足少阴肾经是应于冬季的经脉，它走行于人体深部而濡养骨髓，所以足少阴肾经之经气竭绝，就会使骨髓得不到濡养，进而就会导致骨骼枯槁。倘若骨骼得不到濡养而枯槁，那么肌肉也就不能再附着于骨骼上了；骨与肉分离而不能相互结合，就会使肌肉松软短缩；肌肉松软短缩，就会使牙齿显得长长了一些，并使牙齿上积满污垢，同时，还会出现头发失去光泽等现象。出现了头发枯槁无泽

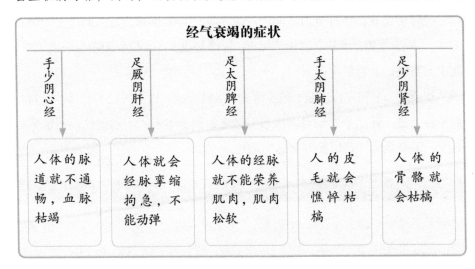

经气衰竭的症状

手少阴心经	足厥阴肝经	足太阴脾经	手太阴肺经	足少阴肾经
人体的脉道就不通畅，血脉枯竭	人体就会经脉挛缩拘急，不能动弹	人体的经脉就不能荣养肌肉，肌肉松软	人的皮毛就会憔悴枯槁	人体的骨骼就会枯槁

的病象，就表明骨骼已经先行衰败了。这种病症，逢戊日就会加重，逢己日就会死亡。这都是因为戊、己属土，肾属水，土能克水的缘故。

足厥阴肝经之经气竭绝，就会出现筋脉挛缩拘急、不能活动的病象。因为足厥阴肝经，是络属于肝脏的经脉，且肝脏外合于筋，所以足厥阴肝经与筋的活动有着密切的联系；再者，各条经筋都会聚于生殖器部，而其脉又都联络于舌根，所以倘若足厥阴肝经之经气不足，以致不能营养筋脉，就会使筋脉拘急挛缩。筋脉拘急挛缩，就会导致舌体卷屈以及睾丸上缩。所以如果出现了唇色发青、舌体卷屈以及睾丸上缩等病象，那就表明筋脉已经先行败绝了。这种病症，逢庚日就会加重，逢辛日就会死亡。这都是因为庚、辛属金，肝属木，金能克木的缘故。五脏所主的五条阴经之经气都已竭绝，就会使眼球内连于脑的脉络扭转；眼球连接于脑的脉络扭转，就会使目睛上翻。出现了这种目睛上翻的病象，就表明病人的神志已经先行败绝了。倘若病人的神志已经败绝，那么他离死亡也就只剩下一天半的时间了。六腑所主的六条阳经之经气都已竭绝，就会使阴气和阳气相互分离；阴阳分离，就会使皮表不固，精气外泄，而流出大如串珠、凝滞不流的绝汗；这是人体精气败绝的病象，所以如果病人在早晨出现了这种病象，那就表明他将在当天晚上死亡，如果病人在晚上出现了这种病象，那就表明他将在第二天早晨死亡。

【原文】

经脉十二者，伏行分肉之间，深而不见；其常见者，足太阴过于外踝之上①，无所隐故也。诸脉之浮而常见者，皆络脉也。六经络手阳明少阳之大络，起于五指间，上合肘中。

饮酒者，卫气先行皮肤，先充络脉，络脉先盛，故卫气已平②，营气乃满，而经脉大盛。脉之卒然动者，皆邪气居之，留于本末；不动则热，不坚则陷且空，不与众同，是以知其何脉之动也。

【注释】

①足太阴过于外踝之上：张介宾认为"足太阴"应为"手太阴""踝"与"髁"通，本从张氏之说。②平：在此作"满盛"解。

【译解】

手足阴阳十二经脉，大都是隐伏在里而循行于分肉之间的，其位置都较深而不能在体表看到；通常可以看见的只有手太阴肺经之脉经过于手外踝骨之上的那一部分，这都是因为该处的皮肤细薄，使经脉无所隐匿的缘故。所以大多数浮现在浅表以致平常可以看见的经脉，都是络脉。在手之阴阳六经的络脉之中，最明显突出而易于诊察的就是手阳明大肠经和手少阳三焦经这两条经脉的大络，它们分别起于手部五指之间，由此再向上会合于肘窝之中。

饮酒之后，因为酒气具有剽疾滑利之性，所以它就会先随着卫气行于皮肤，充溢于浅表的络脉，而使络脉首先满盛起来。此后，倘若在外的卫气已经充溢有余，就会使在内的营气也随之满盛，进而就会使经脉中的血气也大大地充盛起来。倘若没有饮酒，经脉就突然充盛起来，发生异常的变动，那么就说明有邪气侵袭于内，并停留在了经脉自本至末的循行通路上。因为外邪侵袭人体，都是先入络后入经，所以如果经脉没有出现异常的变动，那就说明外邪尚在浮浅的络脉，此时的邪气不能走窜，就会郁而发热，从而使脉形变得坚实；如果络脉的脉形不显坚实，那就说明邪气已经深陷于经脉，并使络脉之气空虚衰竭了。凡是被邪气所侵袭了的经脉，都会出现与其他正常经脉不同的异常表现，由此我们也就可以测知是哪一条经脉感受到了邪气而发生了异常的变动。

【原文】

雷公曰：何以知经脉之与络脉异也？

黄帝曰：经脉者常不可见也，其虚实也，以气口知之。脉之见者，皆络脉也。

雷公曰：细子无以明其然也。

黄帝曰：诸络脉皆不能经大节之间，必行绝道①而出，入复合于皮中，其会皆见于外。故诸刺络脉者，必刺其结上。甚血者虽无结，急取之以泻其邪而出其血，留之发为痹也。凡诊络脉，脉色青则寒且痛，赤则有热。胃中寒，手鱼之络多青矣；胃中有热，鱼际络赤；其暴黑者，留久痹也；其有赤有黑有青者，寒热气也；其青短者，少气也。凡刺寒热者皆多血络，必间日而一取之，血尽而止，乃调其虚实；其小而短者少气，甚者泻之则闷，闷甚则仆，不得言。闷则急坐之也。

【注释】

①绝道：就是"别道"的意思，也就是指与经脉循行路径不同的循行道路。

【译解】

雷公问："怎样才能知道经脉或是络脉之中发生了病变呢？"

黄帝说："经脉隐伏在内，因此即使其发生了病变，在体表常常也是看不到的，其虚实的变化情况只能从气口部位的脉象变化来测知。而在体表可以看到的那些经脉的病变，其实都是络脉的病变。"

雷公说："我还是不能明白这样做的道理。"

黄帝说："所有的络脉都不能通过大关节所在的部位，因此在走行到大关节的部位时，络脉都要经过经脉所不到的地方，出于皮表，越过大关节后，再入里而与经脉合于皮中，此外，它们相合的部位还都会在皮表部显现出来。因此，凡是针刺络脉的病变，都必须刺中其有瘀血结聚的地方，才能取得良好的疗效。而对于血气郁积的病症，虽然它还没有出现瘀血结聚的现象，但也应该尽快采用刺络的方法去进行治疗，以泻除其病邪而放出其恶血；如果把恶血留在体内，就会导致血络凝滞、闭塞不通的痹证。在诊察络脉病变的时候，如果络脉所在的部位呈现青色，那就表明它是寒邪凝滞于内、气血不通而痛的病症；如果络脉所在的部位呈现红色，那就表明它是体内有热的病症。例如，胃中有寒的病人，其手鱼际部的络脉大多都会呈现出青色；而胃中有热的病人，其鱼际部的络脉就会呈现出红色。络脉所在部位突然呈现出黑色的，那就说明它是留滞已久的痹病。络脉所在部位的颜色时而发红、时而发黑、又时而发青的，那就说明它是寒热相兼的病症。颜色发青且脉络短小的，那是元气衰少的征象。一般在针刺邪在浅表以致寒热并作的病症时，因为病邪尚未深入于经，所以就应该多刺浅表的血络，同时还必须隔日一刺，直到把恶血完全泻尽才能停止，然后才可以再根据病症的虚实来进行调治。络脉色青且脉形短小的，是属于元气衰少的病症。如果对元气衰少很严重的病人使用了泻法，就会使他感到心胸烦闷，烦闷至极就会出现昏厥倒地、不能言语等症状。因此，对于这种病人，在他已有烦闷感而尚未昏仆的时候，就应该立即将他扶起，成半坐半卧位，再施以急救。"

【原文】

手太阴之别，名曰列缺①。起于腕上分间②，并太阴之经，直入掌中，散入于鱼际。

其病实则手锐③掌热，虚则欠㰦④，小便遗数，取之去腕半寸⑤，别走阳明也。

手少阴之别，名曰通里。去腕一寸半⑥，别而上行，循经入于心中，系舌本，属目系。其实则支膈⑦，虚则不能言。取之掌后一寸，别走太阳也。

手心主之别，名曰内关。去腕二寸，出于两筋之间，循经以上系于心包络，心系实则心痛。虚则为头强，取之两筋间也。

手太阳之别，名曰支正。上腕五寸，内注少阴；其别者，上走肘，络肩髃。实则节弛肘废，虚则生肬⑧，小者如指痂疥⑨，取之所别也。手阳明之别，名曰偏历。去腕三寸，别入太阴；其别者，上循臂，乘肩髃，上曲颊⑩偏齿；其别者，入耳合于宗脉⑪。实则龋聋，虚则齿寒痹隔⑫。取之所别也。

手少阳之别，名曰外关。去腕二寸，外绕臂，注胸中，合心主。病实则肘挛，虚则不收，取之所别也。

【注释】

①手太阴之别，名曰列缺：每经之络脉，都以其从正经分出之处的腧穴的名字来命名。②分间：就是指分肉之间。③手锐：即指手的锐骨部，也就是指手掌后方之小指侧的高骨。④欠㰦：欠，就是呵欠；㰦，是形容张口的样子。欠㰦，就是形容呵欠时张口伸腰的样子。⑤去腕半寸：列缺穴在手掌后方距离腕关节一寸五分的地方，因此原文中之"去腕半寸"当为"去腕寸半"之误。⑥去腕一寸半：通里穴在手掌后方距离腕关节一寸的地方，因此原文中之"去腕一寸半"当为"去腕一寸"之误。⑦支膈：就是指胸膈间支撑作胀以致感觉不舒畅的病症。⑧肬：音油，通"疣"字，即指赘肉。⑨痂疥：是

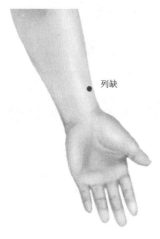

◎列缺穴

古代的一种皮肤病。⑩曲颊：即指下颌后方之下颌骨的弯曲处，在耳垂的下方。因其形状屈曲，故名。⑪宗脉：即指聚结于耳中的经脉。⑫痹隔：痹，就是闭塞不通的意思。痹隔，就是胸膈间闭塞不通的意思。

【译解】

手太阴肺经别出的络脉，名叫列缺。它起始于手腕上部的分肉之间，由此而与手太阴肺经的正经并行，直入于手掌内侧，并散布于鱼际的部位。

倘若它发生病变，其属于实证的，就会出现腕后之锐骨部与手掌部发热的症状；而其属于虚证的，就会出现张口呵欠、小便失禁或频数等症状。对于以上这些病症，都可以取用位于腕后一寸半处的列缺穴来进行治疗。这条络脉就是手太阴肺经走向并联络于手阳明大肠经的主要分支。

手少阴心经别出的络脉，名叫通里。它从手掌后方距离腕关节 1 寸处别行分出，由此而沿着手少阴心经的正经向上走行，并进入心中，然后再向上循行而联系于舌根，并连属于眼球内连于脑的脉络。倘若它发生病变，其属于实证的，就会出现胸膈间支撑不舒的症状；而其属于虚证的，就会出现不能言语的症状。对于以上这些病症，都可以取用位于手掌后方 1 寸处的通里穴来进行治疗。这条络脉就是手少阴心经走向并联络于手太阳小肠经的主要分支。

手厥阴心包络经别出的络脉，名叫内关。它在距离腕关节 2 寸处，从两筋的中间别行分出，由此再沿着手厥阴心包络经的正经向上走行，而联系于心，并包绕联络于心脏与其他脏腑相联系的脉络。倘若它发生病变，其属于实证的，就会出现心痛的症状；而其属于虚证的，就会出现头颈部僵硬强直的症状。对于以上这

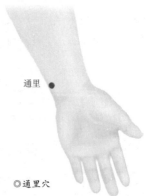

通里

◎通里穴

些病症，都可以取用位于手掌后方、两筋之间的内关穴来进行治疗。

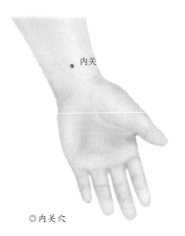

◎内关穴

手太阳小肠经别出的络脉，名叫支正。它从腕关节上方 5 寸的地方别行分出，由此再向内走行而注于手少阴心经之中；它有一条别行的支脉，在支正穴处别行而出，此后就向上走行，到达肘部，然后再向上循行，而联络于肩髃穴所在的部位。倘若它发生病变，其属于实证的，就会出现骨节弛缓，肘关节痿废而不能活动等症状；而其属于虚证的，就会在皮肤上生出赘疣，其中小的就像指头中间干结作痒的痂疥一样大小。对于以上这些病症，都可以取用手太阳小肠经的络脉从其本经所别出之处的络穴——支正穴来进行治疗。手阳明大肠经别出的络脉，名叫偏历。它在手掌后方距离腕关节 3 寸的部位从本经分出，由此而别行并进入于手太阴肺经的经脉；它的一条别行的支脉，在偏历穴处别行而出，然后就沿着手臂上行，经过肩髃穴所在的部位，再向上走行，而到达曲颊的部位，进而斜行到牙根部并联络之；它的另一条别出的支脉，走入耳中，而与耳部的宗脉相会合。倘若它发生病变，其属于实证的，就会发生龋齿、耳聋等病症；而其属于虚证的，就会出现牙齿发冷，胸膈间闭塞不畅等症状。对于以上这些病症，都可以取用手阳明大肠经的络脉从其本经所别出之处的络穴——偏历穴来进行治疗。

手少阳三焦经别出的络脉，名叫外关。它在手掌后方距离腕关节 2 寸的部位从本经分出，由此而向外绕行于臂部，然后再向上走行，注于胸中，而与手厥阴心包络经相会合。倘若它发生病变，其属于实证的，就会出现肘关节拘挛的症状；而其属于虚证的，就会出现肘关节弛缓不收的症状。对于以上这些病症，都可以取用手少阳三焦经的络脉从其本经所别出之处的络穴——外关穴来进行治疗。

【原文】

足太阳之别，名曰飞扬，去踝七寸，别走少阴。实则鼽窒头背痛，虚则鼽衄，取之所别也。

足少阳之别，名曰光明，去踝五寸，别走厥阴，下络足跗。实则厥，虚则痿躄①，坐不能起，取之所别也。

足阳明之别，名曰丰隆，去踝八寸，别走太阴；其别者，循胫骨外廉，上络头项，合诸经之气，下络喉嗌。其病气逆则喉痹瘁喑②，实则狂巅③，虚则足不收，胫枯，取之所别也。

足太阴之别，名曰公孙，去本节之后一寸，别走阳明；其别者，入络肠胃。厥气上逆则霍乱④，实则肠中切痛，虚则鼓胀⑤，取之所别也。

足少阴之别，名曰大钟，当踝后绕跟，别走太阳；其别者，并经上走于心包，下外贯腰脊。其病气逆则烦闷，实则闭癃⑥，虚则腰痛，取之所别者也。

足厥阴之别，名曰蠡沟，去内踝五寸，别走少阳；其别者，经胫，上睾，结于茎。其病气逆则睾肿卒疝，实则挺长，虚则暴痒，取之所别也。

【注释】

①痿躄：痿，就是痿软无力的意思；躄，就是足不能行的意思。痿躄，就是指一种以下肢痿软无力，以致不能行走为特征的病症。②瘁喑：马莳认为"瘁"字应该作"猝"字解，也就是突然的意思。瘁喑，就是突然失音，不能言语的意思。③巅：同"癫"字。④霍乱：病名。其发作时上吐下泻，挥霍缭乱，故名霍乱。⑤鼓胀：就是腹胀如鼓的意思。⑥闭癃：闭，就是指大便闭结；癃，就是指小便不通。

【译解】

足太阳膀胱经别出的络脉，名叫飞扬。它在足之上方、距离外踝7寸的部位从本经分出，由此而别行并走向足少阴肾经的经脉。倘若它发生病变，其属于实证的，就会出现鼻塞不通、头背部疼痛等症状；而其属于虚证的，就会出现鼻塞或鼻出血。

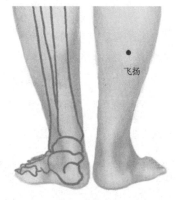

◎飞扬穴

对于以上这些病症，都可以取用足太阳膀胱经的络脉从其本经所别出之处的络穴——飞扬穴来进行治疗。

足少阳胆经别出的络脉，名叫光明。它在足之上方、距离外踝5寸的部位从本经分出，由此而别行并走向足厥阴肝经的经脉，然后再向下走行，而联络于足背部。倘若它发生病变，其属于实证的，就会出现下肢厥冷的症状；而其属于虚证的，就会出现下肢痿软无力以致难以步行，以及

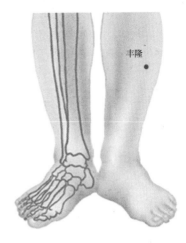

◎丰隆穴

坐下后就不能再起立等症状。对于以上这些病症，都可以取用足少阳胆经的络脉从其本经所别出之处的络穴——光明穴来进行治疗。

足阳明胃经别出的络脉，名叫丰隆。它在足之上方、距离外踝8寸的部位从本经分出，由此而别行并走向足太阴脾经的经脉；它有一条别行的支脉，在丰隆穴处别行而出，然后就沿着胫骨的外缘向上走行，一直走到头顶部，与其他各经的经气相会合，然后再向下走行，并最终联络于咽喉部。如果它的脉气向上逆行，就会导致咽喉肿闭、突然失音而不能言语等病症。如果它的经脉发生病变，其属于实证的，就会出现神志失常的癫狂症；而其属于虚证的，就会出现两足弛缓不收、小腿部肌肉枯萎等症状。对于以上这些病症，都可以取用足阳明胃经的络脉从其本经所别出之处的络穴——丰隆穴来进行治疗。

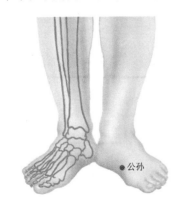

◎公孙穴

足太阴脾经别出的络脉，名叫公孙。它在足大趾本节后方1寸远的地方从本经分出，由此而别行并走向足阳明胃经的经脉；它有一条别行的支脉，向上走行，进入腹部而联络于肠胃。如果它的脉气厥逆上行，就会导致吐泻交作的霍乱证。如果它的经脉发生病变，其属于实证的，就会出现腹部痛如刀绞的病症；而其属于虚证

的，就会出现腹胀如鼓的病症。对于以上这些病症，都可以取用足太阴脾经的络脉从其本经所别出之处的络穴——公孙穴来进行治疗。

足少阴肾经别出的络脉，名叫大钟。它从足内踝的后方别行分出，由此再环绕足跟至足的外侧，而走向足太阳膀胱经的经脉；它有一条别行的支脉，与足少阴肾经的正经并行而上，抵达心包络，然后再向外下方走行，贯穿腰脊。如果它的脉气上逆，就会出现心烦胸闷的症状。如果它的经脉发生病变，其属于实证的，就会出现二便不通的症状；而其属于虚证的，就会出现腰痛的症状。对于以上这些病症，都可以取用足少阴肾经的络脉从其本经所别出之处的络穴——大钟穴来进行治疗。足厥阴肝经别出的络脉，名叫蠡沟。它在足之上方、距离内踝5寸的部位从本经分出，由此而别行并走向足少阳胆经的经脉；它有一条别行的支脉，经过胫部而上行至睾丸，并聚结于阴茎。如果它的脉气上逆，就会导致睾丸肿大，突发疝气。如果它的经脉发生病变，其属于实证的，就会导致阴茎勃起而不能回复；其属于虚证的，就会出现阴部奇痒难忍等症状。对于以上这些病症，都可以取用足厥阴肝经的络脉从其本经所别出之处的络穴——蠡沟穴来进行治疗。

【原文】

任脉之别，名曰尾翳①，下鸠尾，散于腹。实则腹皮痛，虚则痒搔，取之所别也。

督脉之别，名曰长强，挟膂上项，散头上，下当肩胛左右，别走太阳，入贯膂。实则脊强，虚则头重，高摇之，挟脊之有过者②，取之所别也。

【注释】

①尾翳：是鸠尾穴的别名。②挟脊之有过者：过，在此就是发生病变的意思。挟脊之有过者，就是指挟行于脊柱两侧部位的络脉发生病变而引起的病症。

【译解】

任脉别出的络脉，名叫尾翳。它起始于胸骨下方的鸠尾处，由此再向下散于腹部。倘若它发生病变，其属于实证的，就会出现腹部皮肤疼痛的症状；

而其属于虚证的，就会出现腹部
皮肤瘙痒的症状。对于以上这些
病症，都可以取用任脉的络脉从
其本经所别出之处的络穴——尾
翳穴来进行治疗。

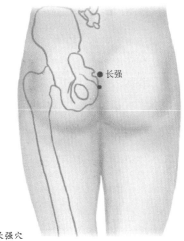

　　督脉别出的络脉，名叫长强。
它起始于尾骨尖下方的长强穴
处，由此再挟着脊柱两旁的肌肉
向上走行到项部，并散于头上，
然后再向下走行到肩胛部的附 　◎长强穴

近，此后就别行走向足太阳膀胱经，并深入体内，贯穿脊柱两旁的肌肉。倘
若它发生病变，其属于实证的，就会出现脊柱强直以致不能俯仰的症状；而
其属于虚证的，就会出现头部沉重、振摇不定等症状。以上这些症状都是由
本条络脉之挟行于脊柱两侧的部分发生病变而引起的；对于这些病症，都可
以取用督脉的络脉从其本经所别出之处的络穴——长强穴来进行治疗。

【原文】

　　脾之大络，名曰大包，出渊腋①下三寸，布胸胁。实则身尽痛，虚则百
节尽皆纵。此脉若罗络之血者，皆取之脾之大络脉也。

　　凡此十五络者，实则必见，虚则必下，视之不见，求之上下，人经不同，
络脉异所别也。

【注释】

①渊腋：穴位名。其穴在腋下3寸处，属于足少阳胆经。因为大包穴在腋下
6寸处，正好位于渊腋穴下方3寸的地方，所以就用"渊腋下3寸"来作为
寻取大包穴的标准。

【译解】

　　脾脏的大络，名叫大包。它起始于渊腋穴下方3寸处，由此再散布于胸

胁。倘若它发生病变，其属于实证的，就会出现全身各处都疼痛的症状；而其属于虚证的，就会出现周身骨节都弛纵无力的症状。此外，当它发生病变时，还会使大包穴附近出现网络状的血色斑纹。对于以上这些病症，都可以取用脾之大络从其本经所别出之处的络穴——大包穴来进行治疗。

以上所说的十五条络脉，它们在发病时，凡是属于脉气壅盛所致之实证的，其脉络都必然会变得明显突出而容易看到；凡是属于脉气虚弱所致之虚证的，其脉络都必然会变得空虚下陷而不易察知。如果在络穴所在部位的体表处看不到任何异常的现象，那么就应当到该穴所在部位的附近去仔细观察。人的形体有高矮胖瘦的区别，因而其经脉就会有长短的不同，而其络脉所别行分出的部位也就多少会有一些差异，所以医者在诊察病情时，都应当灵活变通，而不能执一而求。

 # 阴阳清浊第四十

【原文】

黄帝曰：余闻十二经脉，以应十二水者，其五色各异，清浊不同，人之血气若一，应之奈何？

岐伯曰：人之血气，苟能若一，则天下为一矣，恶有乱者乎？

黄帝曰：余问一人，非问天下之众。

岐伯曰：夫一人者，亦有乱气。天下之众，亦有乱人，其合为一耳。

黄帝曰：愿闻人气之清浊。

岐伯曰：受谷者浊，受气者清①。清者注阴，浊者注阳。浊而清者，上出于咽，清而浊者，则下行②。清浊相干，命曰乱气。

黄帝曰：夫阴清而阳浊，浊者有清，清者有浊，清浊别之奈何？

岐伯曰：气之大别，清者上注于肺，浊者下走于胃。胃之清气，上出于口；肺之浊气，下注于经，内积于海③。

黄帝曰：诸阳皆浊，何阳浊甚乎？

岐伯曰：手太阳独受阳之浊，手太阴独受阴之清，其清者上走空窍，其浊者下行诸经。诸阴皆清，足太阴独受其浊。

黄帝曰：治之奈何？

岐伯曰：清者其气滑，浊者其气涩，此气之常也。故刺阴者，深而留之；刺阳者，浅而疾之；清浊相干者，以数调之也。

【注释】

①受谷者浊，受气者清：指饮食物所化生的稠厚精气为"浊"，稀薄精气为"清"。另外，张介宾云："人身之气有二，曰清气，曰浊气。浊气者谷气也，故曰受谷者浊；清气者，天气也，故曰受气者清。"认为浊气指谷气，清气指天气，其意也通，可参。②则下行：《针灸甲乙经》作"下行于胃"可参。③海：此处指的是胸中气海。

【译解】

黄帝说："我听说人体的十二经脉与自然界十二条大河流相对应，自然界十二条大河流的颜色青赤黄白黑各不一样，还有清浊的区别，而人体经脉中的气血都是一样的，怎样把它们与之相对应呢？"

岐伯说："假若人体经脉中的气血都是一样的，那么推及整个社会的人们就都一致了，那怎么还会发生紊乱呢？"

黄帝说："我问的是表现在一个人身上的情况，并不是询问整个社会所有的人啊！"

岐伯说："一个人体内有逆乱之气，就跟整个社会上众多人之内也总有作乱之人一样，总体的看来都是一个道理。"

黄帝说："请你讲一讲人身之气的清浊情况。"

岐伯说："人体受纳的饮食物所

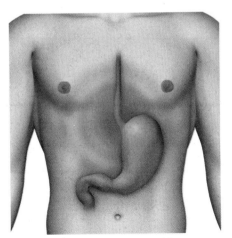

◎胃是人体的重要器官，是能量提供者

化生的气是浊的，与自然界之空气所化生成的是清的。清气注于阴分入脏，浊气输布于阳分入腑，饮食物所化生的浊气中的清气，向上出于咽部；而清气中的浊气则可以下行。如果清气和浊气相互干扰而不能正常的升降，就叫作乱气。"

黄帝说："清气注于阴，浊气输布于阳，浊中有清，清中有浊，这些情况是怎样辨别呢？"

岐伯说："辨别以上情况大致是这样，清气先向上输注到肺脏，浊气向下行先入于胃腑。而胃内水谷浊气中的清气部分，可向上出于口；肺中清气的重浊部分，也可向下输注到经脉之中，并且在内积聚于胸中而成为气海。"

黄帝说："所有的阳经都接受浊气的渗注，其中哪一经接受浊气最多呢？"

岐伯说："在诸阳经中，小肠接受胃下输的饮食物，并分离清浊，所以唯独它所属的手太阳经浊气最多。在诸阴经中，肺主气而司呼吸运动，所以它所属的手太阴经接受的清气最多。大凡清气都向上到达头面部的孔窍，浊气都向下注入经脉之中。虽然说五脏都接受清气，但是由于脾主运化水谷精微，所以唯独脾所属的足太阴经能够接受浊气。"

黄帝说："人体的清气、浊气异常应当怎样治疗呢？"

岐伯说："清气运行滑利，浊气运行滞涩，这是清气、浊气的属性。所

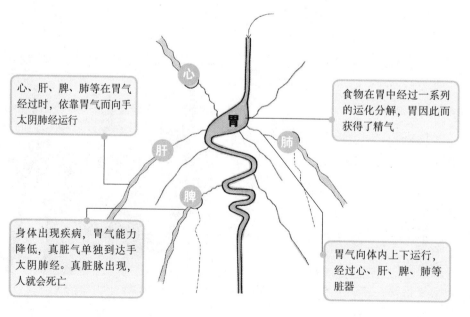

心、肝、脾、肺等在胃气经过时，依靠胃气而向手太阴肺经运行

食物在胃中经过一系列的运化分解，胃因此而获得了精气

身体出现疾病，胃气能力降低，真脏气单独到达手太阴肺经。真脏脉出现，人就会死亡

胃气向体内上下运行，经过心、肝、脾、肺等脏器

以如果是由于浊气异常引起的病变，针刺时应当深刺而留针时间长；由于清气异常引起的病变，针刺时应当浅刺而快速出针。如果是由于清气与浊气相互干扰而导致升降失常的病变，就应当察明病情，了解清气、浊气相互干扰的程度和部位，再结合清气、浊气的特性，根据具体情况采取适当的方法调治。"

阴阳系日月第四十一

【原文】

黄帝曰：余闻天为阳，地为阴。日为阳，月为阴，其合之于人，奈何？

岐伯曰：腰以上为天，腰以下为地，故天为阳。地为阴，故足之十二经脉，以应十二月，月生于水①，故在下者为阴；手之十指，以应十日，日主火，故在上者为阳。

黄帝曰：合之于脉，奈何？

岐伯曰：寅者，正月之生阳也，主左足之少阳；未者，六月，主右足之少阳。卯者，二月，主左足之太阳；午者，五月，主右足之太阳；辰者，三月，主左足之阳明；巳者，四月，主右足之阳明，此两阳合于前，故曰阳明；申者，七月之生阴也，主右足之少阴；丑者，十二月，主左足之少阴；酉者，八月，主右足之太阴；子者，十一月，主左足之太阴；戌者，九月，主右足之厥阴；亥者，十月，主左足之厥阴；此两阴交尽，故曰厥阴。甲主左手之少阳，己主右手之少阳，乙主左手之太阳，戊主右手之太阳；丙主左手之阳明，丁主右手之阳明，此两火并合，故为阳明。庚主右手之少阴，癸主左手之少阴。辛主右手之太阴，壬主左手之太阴。故足之阳者，阴中之少阳也；足之阴者，阴中之太阴也。手之阳者，阳中之太阳也；手之阴者，阳中之少阴也。腰以上者为阳，腰以下者为阴。其于五脏也，心为阳中之太阳，肺为阳中之少阴，肝为阴中少阳，脾为阴中之至阴，肾为阴中之太阴。

【注释】

①月生于水：故此句是说明月为阴的属性。

【译解】

黄帝问："我听说天为阳，地为阴，日为阳，月为阴，它们与人体是怎样配合的呢？"

岐伯答道："在人体，腰以上像天一样属阳，腰以下像地一样属阴。下肢的十二条经脉，同一年中的十二个月相对应，月是禀受水性而产生的，所以与十二个月相对应的下肢经脉属阴。在上肢，手有十指，同一旬中的十日相对应，日是禀受火性而产生的，所以与十日相对应的上肢经脉属阳。"

黄帝问："十二个月和十日怎样同经脉相配合呢？"

岐伯答道："以十二地支纪十二月，与下肢十二条经脉的关系是：十二地支的寅纪正月，此时阳气初生，主身体左侧下肢的足少阳胆经；未纪六月，主身体右侧下肢的足少阳胆经；卯纪二月，主身体左侧下肢的足太阳膀胱经；午纪五月，主身体右侧下肢的足太阳膀胱经；辰纪三月，主身体左侧下肢的足阳明胃经；巳纪四月，主身体右侧下肢的足阳明胃经。正如前面所讲的那样，阳明处于太阳与少阳之间，两阳合明，所以称为阳明。申纪七月，此时阴气初生，主身体右侧下肢的足少阴肾经；丑纪十二月，主身体左侧下肢的足少

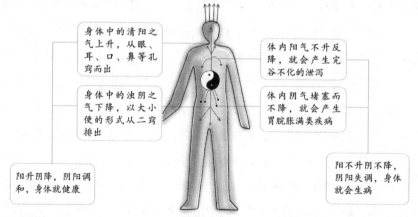

身体中的清阳之气上升，从眼、耳、口、鼻等孔窍而出

体内阳气不升反降，就会产生完谷不化的泄泻

身体中的浊阴之气下降，以大小便的形式从二窍排出

体内阴气堵塞而不降，就会产生胃脘胀满类疾病

阳升阴降，阴阳调和，身体就健康

阳不升阴不降，阴阳失调，身体就会生病

◎在人的身体中，阳主外，开发肌肤腠理；阴主内，游走于六腑，归藏于五脏，帮助身体吸收营养，排出糟粕

阴肾经；酉纪八月，主身体右侧下肢的足太阴脾经；子纪十一月，主身体左侧下肢的足太阴脾经；戌纪九月，主身体右侧下肢的足厥阴肝经；亥纪十月，主身体左侧下肢的足厥阴肝经，厥阴处于少阴与太阴之间，足少阴经同足太阴经的经气交会，必须经过足厥阴经，所以称为厥阴。以十天干纪一旬的十日，同上肢十条经脉的关系是甲日主身体左侧上肢的手少阳三焦经。己日主身体右侧上肢的手少阳三焦经。乙日主身体左侧上肢的手太阳小肠经。戊日主身体右侧上肢的手太阳小肠经。丙日主身体左侧上肢的手阳明大肠经。丁日主身体右侧上肢的手阳明大肠经。在五行归类中丙、丁都属火，两火合并，所以称为阳明。庚日主身体右侧上肢的手少阴心经。癸日主身体左侧上肢的手少阴心经。辛日主身体右侧上肢的手太阴肺经。壬日主身体左侧上肢的手太阴肺经。因为腰以上为阳，腰以下为阴，所以位于下肢的足三阳经，为阴中的少阳，阳气微弱。位于下肢的足三阴经，是阴中的太阴，阴气最盛。位于上肢的阳经，是阳中的太阳，阳气最盛。位于上肢的阴经，是阳中的少阴，阴气微弱。运用这个规律来说明五脏的阴阳属性，心位于膈上属火，为阳中之太阳；肺居于膈上而属金，为阳中之少阴；肝位于膈下属木，为阴中之少阳；脾位于膈下属土，为阴中之至阴；肾位于膈下而属水，为阴中之太阴。"

【原文】

黄帝曰：以治之奈何？

岐伯曰：正月二月三月，人气在左，无刺左足之阳；四月五月六月，人气在右，无刺右足之阳；七月八月九月，人气在右，无刺右足之阴；十月十一月十二月，人气在左，无刺左足之阴。

黄帝曰：五行以东方为甲乙木王①春。春者，苍色，主肝，肝者，足厥阴也。今乃以甲为左手之少阳，不合于数，何也？

岐伯曰：此天地之阴阳也，非四时五行之以次行也。且夫阴阳者，有名而无形。故数之可十，离之可百，散之可千，推之可万，此之谓也。

【注释】

①王：音义皆同旺。

【译解】

黄帝问："怎样把经脉与12个月的阴阳相配规律运用到治疗之中呢？"

岐伯答道："在一年12个月中，正月、二月和三月，人体的阳气分别偏重于身体左侧下肢的足少阳胆经、足太阳膀胱经和足阳明胃经，所以不宜针刺这些经脉。四月、五月和六月，人体的阳气分别偏重于身体右侧下肢的足阳明胃经，足太阳膀胱经，足少阳胆经，所以不宜针刺这些经脉。七月、八月和九月，人体的阴气分别偏重于身体右侧下肢的足少阴肾经、足太阴脾经和足厥阴肝经，所以不宜针刺这些经脉。十月、十一月和十二月，人体的阴气分别偏重于身体左侧下肢的足厥阴肝经、足太阴脾经和足少阴肾经，所以不宜针刺这些经脉。"

黄帝问："在五行归类中，方位的东方和天干中的甲、乙都属木，木气旺于春季，在五色中主青色，在五脏中主肝脏，隶属肝的经脉是足厥阴肝经，现在却把甲配属身体左侧上肢的手少阳三焦经，不符合天干配属五行的规律，这是为什么呢？"

12个月与经脉的关系

日期	身体部位	对应的经脉
正月	左侧下肢	足少阳胆经
二月	左侧下肢	足太阳膀胱经
三月	左侧下肢	足阳明胃经
四月	右侧下肢	足阳明胃经
五月	右侧下肢	足太阳膀胱经
六月	右侧下肢	足少阳胆经
七月	右侧下肢	足少阴肾经
八月	右侧下肢	足太阴脾经
九月	右侧下肢	足厥阴肝经
十月	左侧下肢	足厥阴肝经
十一月	左侧下肢	足太阴脾经
十二月	左侧下肢	足少阴肾经

一旬与经脉的关系

日期	身体部位	对应的经脉
甲日	左侧上肢	手少阳三焦经
己日	右侧上肢	手少阳三焦经
乙日	左侧上肢	手太阳小肠经
戊日	右侧上肢	手太阳小肠经
丙日	左侧上肢	手阳明大肠经
丁日	右侧上肢	手阳明大肠经
癸日	左侧上肢	手少阴心经
庚日	右侧上肢	手少阴心经
壬日	左侧上肢	手太阴肺经
辛日	右侧上肢	手太阴肺经

岐伯答道："这里所讲的，是根据自然界阴阳变化的规律来配合天干地支的，用来说明十二经脉的阴阳属性，不是按照四季的次序和五行属性来配合天干地支的。此外，阴阳是一个抽象概念，而不是一种具体事物，所以它的运用非常广泛，同一个阴阳可以指一种事物，也可以扩展到十种、百种、千种、万种乃至无数的事物。出现上述情况，就是因为这个道理。"

五色第四十九

【原文】

雷公问于黄帝曰：五色独决于明堂乎？小子未知其所谓也。

黄帝曰：明堂者，鼻也；阙者，眉间也；庭者，颜也；蕃者，颊侧也；蔽者，耳门也。其间欲方大，去之十步，皆见于外，如是者寿，必中百岁。

雷公曰：五官之辨，奈何？

黄帝曰：明堂骨高以起，平以直，五脏次于中央，六腑挟其两侧，首面上于阙庭，王宫在于下极①，五脏安于胸中，真色以致，病色不见，明堂润泽以清，五官恶得无辨乎？

雷公曰：其不辨者，可得闻乎？

黄帝曰：五色之见也，各出其色部。部骨陷者，必不免于病矣。其色部乘袭者，虽病甚，不死矣。

雷公曰：官五色奈何？

黄帝曰：青黑为痛，黄赤为热，白为寒，是谓五官。

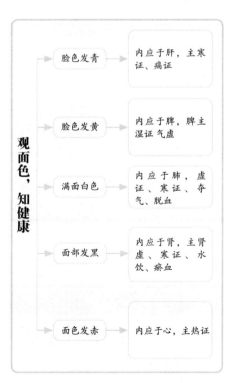

观面色，知健康

脸色发青 → 内应于肝，主寒证、痛证

脸色发黄 → 内应于脾，脾主湿证 气虚

满面白色 → 内应于肺，虚证、寒证、夺气、脱血

面部发黑 → 内应于肾，主肾虚、寒证、水饮、瘀血

面色发赤 → 内应于心，主热证

【注释】

①王宫在于下极：下极居两目之中，心之部也，心为君主，故曰王宫。

【译解】

雷公向黄帝问道："青、赤、黄、白、黑五色的变化，仅是反映在名堂部位吗？我不知道这其中的含意。"

黄帝回答说："明堂就是鼻，阙就是两眉之间的部位，庭就是前额部，蕃就是两颊的外侧，蔽是耳前方的部位。以上所谈到的明堂、阙、庭、蕃、蔽这些部位的正常现象应该是端正、宽大、丰满，远离十步以后还能看得清楚。如果观察到某个人有以上的表现，他的寿命一定会达到100岁。"

雷公问："怎样辨别面部五官的表象呢？"

黄帝回答说："鼻的正常表现应是鼻骨高起，端正而平直。五脏在面部的相应部位，按照一定的次序排列在面部的中央。六腑在面部的相应部位，列于五脏部位的两旁。头面的情况反映在两眉之间和前额，心的情况反映在两目之间的下极。胸腹中的五脏安定平和，五脏真气所化生的五色，正常地反映到面部，不出现异常的色泽，鼻部的色泽也明润。如此，五官所显的病色怎么会辨别不出呢？"

雷公问："您能给我讲讲不从观察五官诊察疾病的情况吗？"

黄帝回答说："五色在面部的表现，有其固定的位置。如果在某个部位出现色泽隐晦如陷骨中的，就必定是发生了疾病。如果五色出现在相乘的部位上，即子色出现在母位，即使病情很重也不会死亡。"

雷公问："怎样通过观察五色来诊察疾病呢？"

黄帝回答说："青色和黑色主痛，黄色和赤色主热，白色主寒，这就是通过观察五色变化来推断疾病的大概情况。"

【原文】

雷公曰：病之益甚，与其方衰，如何？

黄帝曰：外内皆在焉。切其脉口，滑小紧以沉者，病益甚，在中；人迎

气大紧以浮者，其病益甚，在外。其
脉口浮滑者，病日进；人迎沉而滑者，
病日损。其脉口滑以沉者，病日进，
在内；其人迎脉滑盛以浮者，其病日进，
在外。脉之浮沉及人迎与寸口气小大
等者，病难已。病之在脏，沉而大者，
易已，小为逆。病在腑，浮而大者，
其病易已。人迎盛坚者，伤于寒，气
口盛坚者，伤于食。

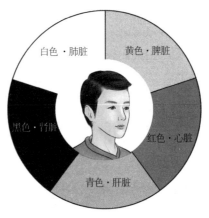

◎体内有疾病，会以五色的形式在体表显现

【译解】

雷公问："怎样判断疾病是在逐渐加重，或是在减轻呢？"

黄帝回答说："疾病在人体的表里内外都可以发生，对疾病进退的推断，
不但要运用色诊，还要结合脉诊。切按病人的寸口脉，脉象滑、小、紧而沉，
为阴邪侵入五脏，疾病逐渐加重。人迎脉大，紧而浮，为阳邪侵入六腑，疾
病逐渐加重。寸口脉浮滑，五脏的阴邪逐渐消退，疾病一天一天减轻。人迎
脉沉滑，六腑的阳邪逐渐消退，病情也一天一天好转。寸口脉沉滑，五脏的
阴邪逐渐亢盛，疾病一天一天加重。人迎脉浮滑而盛大，六腑的阳邪逐渐亢
盛，疾病也一天一天加重。如果人迎脉和寸脉的脉象浮沉、大小都一样，说
明脏腑阳邪亢盛，疾病便难于治愈。疾病发生在五脏，如果脉象沉而大，为
正气充足，疾病就容易治愈。如果脉象细小是正气不足，疾病就难以治愈。
疾病发生在六腑，若脉象浮大，为正气充足，疾病就容易治愈。若见小脉，
为正气虚不能抗邪，病难治。人迎脉盛大坚实，主感受寒邪的外感病。寸口
脉盛大坚实，主饮食不节的内伤病。"

【原文】

雷公曰：以色言病之间甚，奈何？

黄帝曰：其色粗以明，沉夭者为甚，其色上行者，病益甚；其色下行，
如云彻散者，病方已。五色各有藏部①，有外部，有内部也。色从外部走内部者，

其病从外走内；其色从内走外者，其病从内走外。病生于内者，先治其阴，后治其阳，反者益甚。其病生于阳者，先治其外，后治其内，反者益甚。其脉滑大，以代而长者，病从外来，目有所见，志有所恶，此阳气之并也，可变而已。

雷公曰：小子闻风者，百病之始也；厥逆者，寒湿之起也，别之奈何？

黄帝曰：常候阙中，薄泽为风，冲浊为痹，在地为厥。此其常也，各以其色言其病。

【注释】

①藏部：即脏部，指五色所主的脏腑部位。

【译解】

雷公问："如何根据面部的色泽变化来判断疾病的轻重呢？"

黄帝说："面部色泽明润而含蓄，病轻。色泽沉滞而枯槁，病重。五色从下向上蔓延，病情就逐渐加重。五色从上向下，像云雾消散一样逐渐消退的，疾病将要痊愈。五色在面部的表现，均与脏腑所主相应部位有关，整个面部分为内外，内部归属五脏，外部归属六腑。如果五色的变化是从外部开始，逐渐发展到内部，则疾病的发生，是从六腑开始，而逐渐影响到五脏。五色的变化从内部开始，逐渐发展到外部，疾病则是从五脏开始，逐渐影响到六腑。疾病由五脏影响到六腑，应当首先治疗五脏，然后治疗六腑，违背这个原则疾病就会加重。疾病是由六腑而影响到五脏，就应当首先治疗六腑，然后治疗五脏，违背这个原则，疾病也会加重。若脉象滑大或是长脉，为邪气从外侵袭人体。表现目有所见的幻视和有厌恶感的精神异常，则是由于阳邪侵入阳分而阳气过盛引起的，治疗时应根据前面所述的原则灵活变通，疾病才能痊愈。"

雷公问："我听说很多种疾病都是由风邪引起的，气血逆乱的痹证、厥证是由寒邪、湿邪引起的，应当怎样进行鉴别呢？"

黄帝回答说："一般通过观察两眉间的色泽来鉴别，色泽浮露润泽是风邪引起的变化，沉滞晦浊主痹证，若色泽沉滞晦浊出现在地阁，则主厥证。

这是一般规律，都是根据色泽的不同变化来诊断疾病的。"

【原文】

雷公曰：人不病猝死，何以知之？

黄帝曰：大气①入于脏腑者，不病而猝死矣。

雷公曰：病小愈而猝死者，何以知之？

黄帝曰：赤色出两颧，大如拇指者，病虽小愈，必猝死。黑色出于庭，大如拇指，必不病而猝死。

【注释】

①大气：即大邪之气，指非常厉害的病邪。

【译解】

雷公问："人未患疾病却突然死亡，是什么原因呢？"

黄帝回答说："这是由于剧烈的邪气乘人体正气虚弱之时侵入脏腑，所以没有明显的疾病征象就突然死亡。"

雷公又问："疾病稍微好转却又突然死亡，怎样才能解释这种情况呢？"

黄帝回答说："两颧出现拇指大小的赤色，即使疾病稍微好转，仍然会突然死亡。天庭出现拇指大小的黑色，虽然没有明显疾病征象，也会突然死亡。"

【原文】

雷公再拜曰：善哉！其死有期乎？

黄帝曰：察色以言其时。

雷公曰：善乎！愿卒闻之。

黄帝曰：庭者，首面也；阙上者，咽喉也；阙中者，肺也；下极者，心也；直下者，肝也；肝左者，胆也；下者，脾也；方上者，胃也；中央者，大肠也；挟大肠者，肾也；当肾者，脐也：面王以上者，小肠也；面王以下者，膀胱子处也；颧者，肩也；颧后者，臂也；臂下者，手也；目内眦上者，膺乳也；

挟绳而上者，背也；循牙车以下者，股也；中央者，膝也；膝以下者，胫也；当胫以下者，足也。巨分^①者，股里也；巨屈者，膝膑也。此五脏六腑肢节之部也，各有部分。有部分，用阴和阳，用阳和阴，当明部分，万举万当。能别左右，是谓大道；男女异位，故曰阴阳。审察泽夭，谓之良工。

【注释】

①巨分：为上下牙床大分处。

【译解】

雷公拜了两拜说："讲得好啊！上述所言突然死亡的时间有规律吗？"

黄帝回答说："通过观察五色出现在面部的位置，按照五行生克乘侮的原则，就可以推测死亡的时间。"

雷公说："好啊！我想听您详细地谈一谈。"

黄帝回答说："脏腑肢体与面部各位置的关系是：天庭反映头面的状况；眉心的上部反映咽喉的状况；两眉之间反映肺的状况；两目之间反映心的状况；两目之间正下方的鼻柱部位，则反映肝的状况；肝所主部位的左面反映胆的状况；鼻头反映脾的状况；鼻翼反映胃的状况；面颊的中央部位，反映大肠的状况；挟大肠所主部位的外侧反映肾的状况；在身体上肾与脐正相对，所以肾所主部位的下方，反映脐的状况；鼻头的外侧上方，反映小肠的状况；鼻头下方的人中沟，反映膀胱和子宫的状况；两颧反映肩部的状况；两颧的外侧反映臂的状况；臂所主部位的下方，反映手的状况；内眼角的上方，反映胸部和乳房的状况；面颊外侧耳边的上方，反映背的状况；沿着颊车向下，反映大腿的状况；上下牙床中间的部位，反映膝的状况；膝所主部位的下方，反映小腿的状况；小腿所主部位的下方，反映足的状况；角的大纹处，反映大腿内侧的状况；面颊下方曲骨的部位，反映膝部髌骨的状况。以上就是五脏、六腑和肢体在面部的对应部位。五脏六腑和肢体发生病变，在相应的部位便会出现色泽异常。全身在面部所主的位置确定后，就能够正确地诊断疾病了。在治疗时，阴衰而导致阳盛的，应当补阴以配阳。阳衰而导致阴盛者，则应当助阳以和阴。明确了人体各部与面部位置的关系和阴阳盛衰状况，辨

146

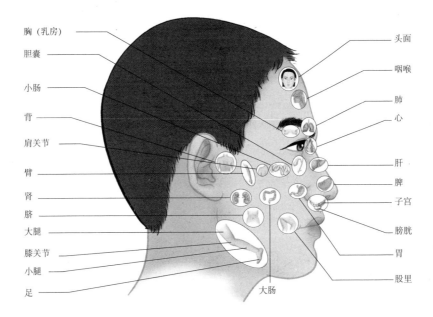

证治疗就一定会恰当。左右是阴阳升降的道路，所以辨别色泽在面部左右上下地移动，是辨别阴阳盛衰的重要规律。男子和女子面部色泽上下移动的诊断意义是不同的，男子左为逆右为顺，女子右为逆左为顺，这是因为男女阴阳属性不同。在色诊的运用上，除了明确人体各部与面部相应位置的关系外，还要审察面部色泽的荣润与晦暗，才能称其为高明的医生。"

【原文】

　　沉浊为内，浮泽为外。黄赤为风，青黑为痛，白为寒，黄而膏润为脓，赤甚者为血，痛甚为挛，寒甚为皮不仁。五色各见其部，察其浮沉，以知浅深；察其泽夭，以观成败；察其散抟，以知远近；视色上下，以知病处；积神于心，以知往今。故相气不微，不知是非，属意勿去，乃知新故。色明不粗，沉夭为甚，不明不泽，其病不甚。其色散，驹驹然，未有聚其病散而气痛，聚未成也。

　　肾乘心，心先病，肾为应，色皆如是。

　　男子色在于面王，为小腹痛，下为卵痛。其圜直为茎痛，高为本，下为首，狐疝癞阴之属也。

　　女子在于面王，为膀胱子处之病，散为痛，抟为聚，方员左右，各如其色形。其随而下至胝，为淫，有润如膏状，为暴食不洁。

左为左，右为右。其色有邪，聚散而不端，面色所指者也。色者，青黑赤白黄，皆端满有别乡。别乡赤者，其色赤，大如榆荚，在面王为不日。其色上锐，首空上向，下锐下向，在左右如法。以五色命脏，青为肝，赤为心，白为肺，黄为脾，黑为肾。肝合筋，心合脉，肺合皮，脾合肉，肾合骨也。

【译解】

面色沉滞晦暗的，主在里、在脏的病变。浮露而鲜明的，主在表、在腑的病变。黄色和赤色主风病，青色和黑色主痛证，白色主寒证。在疮疡等外科疾病中，局部色泽黄润，软如脂膏者，是成脓的表现；局部颜色深红，是血瘀未成脓的表现。疼痛剧烈的，可以形成肢体拘挛。若寒邪甚，可出现皮肤麻木不仁。人体发生病变，面部就会出现相应位置的病色，观察面色的润泽与晦暗，就能推测疾病预后的好坏。观察五色的散漫和聚结，则能了解病程的长短。观察五色出现在面部的位置，便能判断疾病发生的部位。医生聚精会神地分析色泽的变化，就可以了解疾病以往的情况和当前的发展变化。如果不细致入微地观察色泽的变化，连正常和异常都不能分辨清楚。只有专心致志地分析研究，才能知道新病、旧病及其发展变化的规律。面色不呈现应有的明润，却见沉滞枯槁，病情严重。面色虽然不明润光泽，但是没有沉滞枯槁现象的，病情不重。面色散漫不聚的，病邪也会逐渐消散，即使气滞不通而引起疼痛，也不会形成积聚一类的病变。

肾脏的邪气侵犯心脏，是因为心先患虚证，肾脏的邪气才乘虚侵入心脏，此时肾所主的黑色会出现在面部心所主两目间的部位上。一般发生疾病后，如果病色不出现在本脏所主的部位，均可以以此类推。

男子病色出现在鼻头上，主小腹疼痛，向下牵引睾丸也会发生疼痛。如果病色出现在人中沟上，主阴茎疼痛，出现在人中沟上部则表现为阴茎根部疼痛，出现在人中沟下部的则阴茎头部疼痛。这些都属于狐疝、阴囊肿大等疾病。

女子病色出现在鼻头上，主膀胱和子宫的病变。病色散漫不收者，为气滞引起的疼痛。病色抟聚不散，为血液凝结而形成积聚。积聚的表现，有的是方，有的是圆，有的在左边，有的在右边，都和病色的表象相一致，病色若随之下移到唇部，则表明患有自淫、带下污浊等病变。若兼见唇色润泽如脂膏样者，为暴饮暴食、饮食不洁之物所引起的疾病。

面部色泽的异常变化与体内疾病发生的部位是一致的，病色出现在左侧，就表明左侧有病。病色出现在右侧，说明是右侧有病。面部色泽异常，例如聚结不散或散漫不凝的，观察面部病所在的部位，就可判断出患病的位置。所谓五色，就是青色、黑色、赤色、白色、黄色。在正常情况下，深浅适中而充满，分别表现在各自的部位上。异常情况下，色泽会发生变化，如赤色出现在心所主的部位，像榆荚一样大小，主心发生病变。如果出现在鼻头，说明疾病在近日内就会发生。病色的形状，上部呈尖锐状的，表明头面部正气虚弱，邪气有向上发展的趋势。下部呈尖锐状的，则身体下部正气虚弱，邪气有向下发展的趋势。左侧或右侧呈尖锐状，与上部和下部的诊断意义一致。把面部五色同五脏相互联系，青色属肝，赤色属心，白色属肺，黄色属脾，黑色属肾，五脏又同外在组织相合，肝同筋相合，心同脉相合，肺同皮相合，脾同肉相合，肾同骨相合，所以各组织也分别同五色相联系。

 五味第五十六

【原文】

黄帝曰：愿闻谷气有五味，其入五脏，分别奈何？

伯高曰：胃者，五脏六腑之海也，水谷皆入于胃，五脏六腑，皆禀气于胃。五味各走其所喜，谷味酸，先走肝；谷味苦，先走心；谷味甘，先走脾；谷味辛，先走肺；谷味咸，先走肾。谷气津液已行，营卫大通，乃化糟粕，

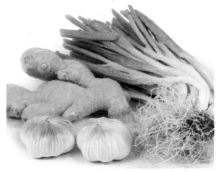

◎中医学认为，辛味入肺经，属金，"辛"味食物，具有发散、行气的作用，还有行血等功效

以次传下。

黄帝曰：营卫之行奈何？

伯高曰：谷始入于胃，其精微者，先出于胃之两焦，以溉五脏，别出两行，营卫之道。其大气①之抟而不行者，积于胸中，命曰气海，出于肺循喉咽。故呼则出，吸则入。天地之精气，其大数常出三入一，故谷不入，半日则气衰，一日则气少矣。

【注释】

①大气：本文指宗气。

【译解】

黄帝问："五谷有酸、苦、甘、辛、咸五种味道，食物进入人体后，五味如何分别进入五脏呢？我想了解这些情况。"

伯高说："食物进入人体，首先到胃，五脏六腑要从胃接受食物所化生的精微物质，所以胃是五脏六腑所需水谷精微汇聚的地方。食物的五味同五脏的关系，是按五味、五脏的五行属性相联系，五味分别进入各自所亲合的脏。酸味的食物首先进入肝，苦味的首先进入心，甘味的首先进入脾，辛味的首先进入肺，咸味的首先进入肾。食物所化生的精微、液津，正常地流行而布散全身。营气和卫气旺盛、通畅而周流全身。余下的部分化成糟粕，自上而下依次传化而排出体外。"

黄帝问："营气和卫气是如何运行的呢？"

伯高说："食物进入胃后，精微部分从胃出来而分别到达上焦和中焦，以营养五脏。水谷精微化生

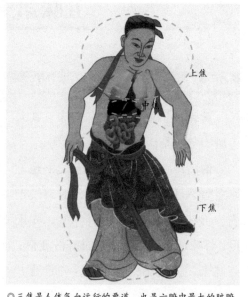

◎三焦是人体气血运行的要道，也是六腑中最大的脏腑

的精纯部分是营气，在脉中运行。水谷精微所化生的运行迅猛、滑利的部分是卫气，在脉外运行。这就是营气和卫气的运行道路。水谷精微的另一部分与吸入的清气结合而形成宗气。宗气不像营气、卫气一样周流全身，而主要是积聚在胸中，所以把胸中称为气海。宗气出自于肺，沿着咽喉上行，呼则出，吸则入，保证人体正常的呼

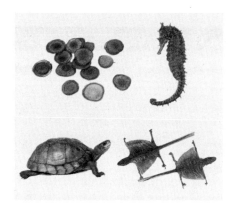

◎咸味归肾，为寒水之性，部分咸味药物有补肾的功能

吸运动。自然界为人类提供的营养物质，只有食物和空气进入人体后分别形成宗气、营气和卫气、糟粕三个方面，才能维持生命活动。所以，半天不进饮食，人的气就要衰减，一天不进饮食，人的气就会缺少。"

【原文】

黄帝曰：谷之五味，可得闻乎？

伯高曰：请尽言之。五谷：秔米①甘，麻酸，大豆咸，麦苦，黄黍辛。五果：枣甘，李酸，栗咸，杏苦，桃辛。五畜：牛甘，犬酸，猪咸，羊苦，鸡辛。五菜：葵甘，韭酸，藿咸，薤苦，葱辛。五色：黄色宜甘，青色宜酸，黑色宜咸，赤色宜苦，白色宜辛。凡此五者，各有所宜。

五宜：所言五色者，脾病者，宜食秔米饭，牛肉枣葵；心病者，宜食麦羊肉杏薤；肾病者，宜食大豆黄卷猪肉栗藿；肝病者，宜食麻犬肉李韭；肺病者，宜食黄黍鸡肉桃葱。

五禁：肝病禁辛，心病禁咸，脾病禁酸，肾病禁甘，肺病禁苦。

肝色青，宜食甘，秔米饭、牛肉、枣、葵皆甘。心色赤，宜食酸，犬肉、麻、李、韭皆酸。脾黄色，宜食咸，大豆、豕肉、栗、藿皆咸。肺白色，宜食苦，麦、羊肉、杏、薤皆苦。肾色黑，宜食辛，黄黍、鸡肉、桃、葱皆辛。

【注释】

①秔米：秔，粳的异体字，秔米即粳米。

【译解】

黄帝问："你能给我讲讲食物的五味吗？"

伯高说："请让我详细地讲述这些情况。五谷中，粳米味甘、芝麻味酸、大豆味咸、麦味苦、黄米味辛。五果中，枣子味甘、李子味酸、栗子味咸、杏子味苦、桃子味辛。在五畜中，牛肉味甘、狗肉味酸、猪肉味咸、羊肉味苦、鸡肉味辛。五菜中，葵菜味甘、韭菜味酸、豆叶味咸、野蒜味苦、葱的味辛。由五色来决定五味的适应情况，黄色适应甘味、青色适应酸味、黑色适应咸味，赤色适应苦味，白色适应辛味。这就是五色分别适应五味的情况。

上述五色所适应的五味，就是分别代表五脏病变所选用的适宜食物。脾脏病变，宜食粳米饭、牛肉、枣、葵菜等。心脏病变，宜食麦、羊肉、杏、野蒜等。肾脏病变，宜食大豆黄卷、猪肉、栗子、豆叶等。肝脏病变，宜食芝麻、狗肉、李子、韭等。肺脏病变，宜食黄米、鸡肉、桃子、葱。

五脏病变的禁忌：肝脏病变禁忌辛味，心脏病变禁忌咸味，脾脏病变禁忌酸味，肾脏病变禁忌甘味，肺脏病变禁忌苦味。

肝脏病变面色青，肝病苦急，宜食甘味食物以缓急，如粳米饭、牛肉、枣、葵菜都是甘味食物。心脏病变面色赤，心病苦缓，宜食酸味食物以收敛之，如狗肉、芝麻，李子、韭都是酸味食物。脾脏病变面色黄，宜食咸味食物，如大豆、猪肉、栗子、豆叶都是咸味食物。肺脏病变面色白，苦气上逆，宜食苦味食物以泄之，如麦、羊肉、杏、野蒜都是苦味食物。肾脏病变面色黑，肾病苦燥，宜食辛味食物以润泽之，如黄米、鸡肉、桃子、葱都是辛味食物。"

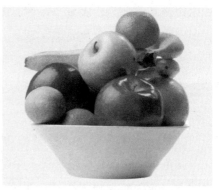

◎ 酸味食物或药物可以养肝，收敛肺气，滋补肝血

贼风第五十八

【原文】

黄帝曰：夫子言贼风邪气之伤人也，令人病焉，今有其不离屏蔽，不出室穴①之中，卒然病者，非不离贼风邪气，其故何也？

岐伯曰：此皆尝有所伤于湿气，藏于血脉之中，分肉之间，久留而不去；若有所堕坠，恶血在内而不去。卒然喜怒不节。饮食不适，寒温不时，腠理闭而不通。其开而遇风寒，则血气凝结，与故邪相袭，则为寒痹。其有热则汗出，汗出则受风，虽不遇贼风邪气，必有因加而发焉。

【注释】

①室穴：因上古之人穴居野处，故称之。

【译解】

黄帝问："你经常讲道，人体发生疾病都是因为贼风邪气侵袭人体引起的。但是有些人并没有离开居处的房屋或遮蔽得很严密的地方，没有遭受贼风邪气的侵袭，却突然发生疾病，这是什么原因呢？"

岐伯说："这种情况的形成，都是因为平素就受到邪气的伤害而没有察觉所造成的，或曾经被湿邪伤害，湿邪侵袭人体后，藏伏在血脉和分肉中，长期不能消散。或从高处跌落，使瘀血留滞在体内。或暴喜大怒而情志活动不能节制。或饮食不适当。或不能根据气候的寒热变化而改变自己的生活习惯，导致腠理闭塞而不通畅。若腠理开时感受风寒，使血脉凝滞

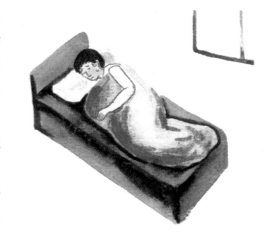

不通，新感受的风寒与体内原有的邪气相互搏结，便会形成寒痹。由上述原因使体内有热，则会形成身体出汗，在出汗时就容易感受风邪。即便不是遇到贼风邪气的侵袭，也一定是外邪与体内原有邪气相互结合，才会使人发生疾病。"

【原文】

黄帝曰：今夫子之所言者，皆病人之所自知也。其毋所遇邪气，又毋怵惕①之所志，卒然而病者，其故何也？唯有因鬼神之事乎？

岐伯曰：此亦有故邪留而未发，因而志有所恶，及有所慕，血气内乱，两气相搏。其所从来者微，视之不见，听而不闻，故似鬼神。

黄帝曰：其祝而已者，其故何也？

岐伯曰：先巫者，因知百病之胜，先知其病之所从生者，可祝而已也。

【注释】

①怵惕：恐惧。

【译解】

黄帝问："上述疾病发生的原因，都是病人自己能感觉到的。那些既感觉不到有邪气侵袭，又没有惊恐等情志的过度刺激，却突然发病，这是什么原因呢？是因为有鬼神作祟吗？"

岐伯说："这种情况，也是有宿邪藏伏在体内而尚未发作。由于性情有所厌恶，思想有所羡慕，而引起气血逆乱，逆乱的气血与藏伏在体内的宿邪相互作用便发生疾病。因为这些疾病发生的原因不明显，既看不见，又听不到，所以就好像鬼神作祟一样。"

黄帝问："这类疾病既然不是鬼神作祟，为什么用祝由的方法能够治愈呢？"

岐伯说："古代的巫医，懂得各种疾病之间的相互制约关系，首先了解了疾病发生的原因，所以再用祝由方法就能把疾病治愈。"